# Das Skript der Physiologie für Veterinärmediziner

## Teil 1

Zellphysiologie
quergestreifte & glatte Muskulatur
allgemeine Neurophysiologie
Vegetatives Nervensystem
Motorisches Nervensystem

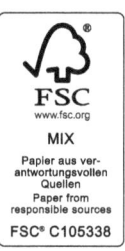

1. Auflage 2016

Bibliografische Information der Deutschen Nationalbibliothek: Die Deutsche Nationalbibliothek verzeichnet diese Publikation in der Deutschen Nationalbibliografie; detaillierte bibliografische Daten sind im Internet über dnb.dnb.de abrufbar.

© 2016 Katharina Ecker
Herstellung und Verlag:
BoD – Books on Demand, Norderstedt

ISBN 978-3-7392-2902-7

Geschützte Warennamen und Warenzeichen werden nicht besonders kenntlich gemacht. Durch das Fehlen kann demnach nicht geschlossen werden, dass es sich um einen freien Warennamen handele.

Das Werk, einschließlich aller seiner Teile, ist urheberrechtlich geschützt. Jede Verwertung außerhalb der engen Grenzen des Urheberrechtsgesetzes ist ohne schriftliche Zustimmung des Autors unzulässig und strafbar. Dies gilt insbesondere für elektronische oder sonstige Vervielfältigungen, Übersetzungen, Einspeicherung und Verarbeitung in elektronische Systeme und Verbreitung und öffentliche Zugänglichmachung. Alle Angaben in diesem Werk erfolgen trotz sorgfältiger Bearbeitung ohne Gewähr; eine Haftung des Autors ist ausgeschlossen.

# Inhaltsverzeichnis

| | |
|---|---|
| Zellphysiologie | 2 |
| Quergestreifte Muskulatur | 43 |
| Glatte Muskulatur | 76 |
| Allgemeine Neurophysiologie | 92 |
| Vegetatives Nervensystem | 123 |
| Motorisches Nervensystem | 154 |

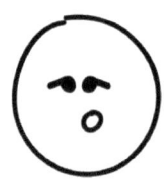
At first, I was afraid,
I was petrified
kept thinking I could never live
without stem cells by my side

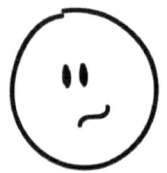
But then I spent so many nights
thinking how all things went wrong

And I grew strong
and I learned how to get along...

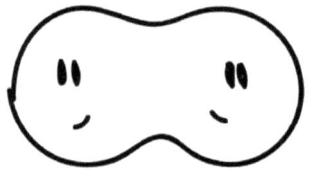
I will divide!
I will diviiiide!
For as long as we know
how to split, we know we will survive

# Zellphysiologie

## Grundlagen der Physiologie

Physiologie beschäftigt sich damit, wie ein Organismus funktioniert, und liefert somit das Verständnis für viele weitere Zweige der Medizin, wie beispielsweise der Pathologie, Pharmakologie und Toxikologie. Um zu begreifen, wie ein Organ und schlussendlich auch ein gesamter Organismus funktioniert, muss man sich zuerst mit der einzelnen Zelle befassen – dem Grundbaustein höherer Lebewesen. Sie ist die kleinste Funktionseinheit eines Körpers und erfüllt daher sämtliche Lebenskriterien: Sie ist dazu fähig sich zu vermehren, zu wachsen, sich zu bewegen, hat einen eigenständigen Stoffwechsel und kann verschiedene chemische und physikalische Signale von außen empfangen und darauf mit entsprechenden Reaktionen antworten, sie ist also reizbar.

Ein Organismus ist zwar aus vielen verschiedenen Zellen aufgebaut, die sich in ihrer Funktion und somit auch in Größe, Form und Struktur mehr oder weniger unterscheiden, jedoch haben sie alle ungefähr denselben Aufbau und funktionieren nach denselben Prinzipien.

## 1. Zellorganellen

Die Organellen einer Zelle sind in Cytoplasma eingebettet, welches neben Wasser auch Proteine, Kohlenhydrate, Lipide, Nukleinsäuren und Spurenelemente enthält und Raum für viele Reaktionen bietet, welche oft durch Enzyme katalysiert werden.

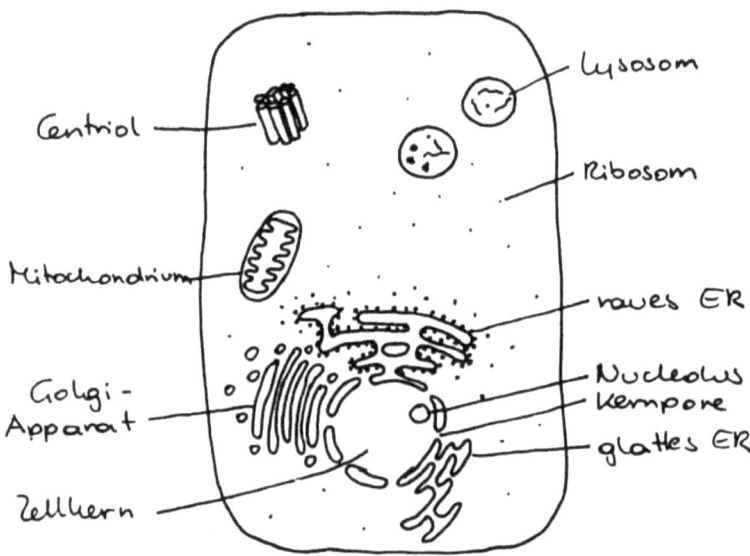

## 1.1. Zellkern

Im Zellkern befindet sich die genetische Information für den Bau sämtlicher Proteine in Form der DNS (Desoxyribonukleinsäure), verteilt auf eine artspezifische Anzahl an Chromosomen (Mensch: 46, Pferd: 64, Hund: 78). Seine Aufgabe ist die Produktion von mRNA, welche als Vorlage für den Proteinbau im Cytoplasma dient und die Zusammensetzung der Untereinheiten der Ribosomen in den Nucleoli, welche dann als fertige Ribosomen wieder ins Cytoplasma wandern.

## 1.2. Endoplasmatisches Retikulum

Das Endoplasmatische Retikulum ist ein System aus membranumhüllten Tubuli, man unterscheidet das glatte und das raue Endoplasmatische Retikulum.

Das glatte Endoplasmatische Retikulum synthetisiert Lipide und Lipidhormone, kann bestimmte Stoffe durch chemische Veränderungen entgiften und übernimmt Speicherfunktionen. Im Darm wird das absorbierte Fett im glatten Endoplasmatischen Retikulum zwischengelagert, in der Muskulatur ist es der wichtigste Speicher für $Ca^{2+}$ und wird dort als sarkoplasmatisches Retikulum bezeichnet.

Das raue Endoplasmatische Retikulum ist an der Außenseite mit Ribosomen besetzt und dient daher der Proteinsynthese, vor allem von Membranproteinen, Enzymen und Strukturproteinen, und der posttranslationalen Modifikation derselben.

1.3. Ribosomen

Ribosomen bestehen aus rRNA (ribosomale RNA) und Proteinen und teilen sich in 2 Untereinheiten. Sie befinden sich entweder an der Außenseite des rauen Endoplasmatischen Retikulums oder frei im Cytoplasma und binden an mRNA, wodurch sie die Translation auslösen.

1.4. Golgi – Apparat

Der Golgi – Apparat ist ein Stapel von Tubuli, der von kleinen Vesikel umgeben ist und stellt das Postamt der Zelle dar. Im rER gebildete Proteine werden im Golgi – Apparat modifiziert und verpackt, um anschließend an den Zielort geschickt zu werden.

1.5. Lysosomen

Lysosomen sind membranbegrenzte Vesikel, welche aus der Verschmelzung eines Endosoms, einem durch Endocytose entstehenden Vesikel, mit einem enzymhältigen Transportvesikel des Golgi – Apparats entstehen. Nach der Verschmelzung beginnt die $H^+$ - Pumpe das Innere des Lysosoms anzusäuern, um die Enzyme zu aktivieren. Lysosome sind dafür zuständig zelleigene sowie zellfremde Substanzen abzubauen und somit für die Verdauung der Zelle verantwortlich. Dafür verschmelzen sie wiederum mit einem Vesikel, der den abzubauenden Stoff enthält.

## 1.6. Mitochondrien

Mitochondrien sind relativ große Organellen, welche für die Energiegewinnung und somit für die Zellatmung verantwortlich sind. Sie oxidieren Kohlenhydrate, Fette und Aminosäuren unter Wasser – und Sauerstoffverbrauch, wodurch ATP entsteht, welches dann der Zelle zur Verfügung steht.

## 1.7. Cytoskelett

Das Cytoskelett besteht aus Filamenten und Mikrotubuli, welche die Zelle stabilisieren oder für die Bewegung sowohl der gesamten Zelle wie auch der Zellinhalte oder – fortsätze verantwortlich sind. Das Skelett ist dynamisch und lässt sich schnell ab-, um- und wieder aufbauen, was vor allem bei Zellteilungen deutlich wird.

## 2. Membranen

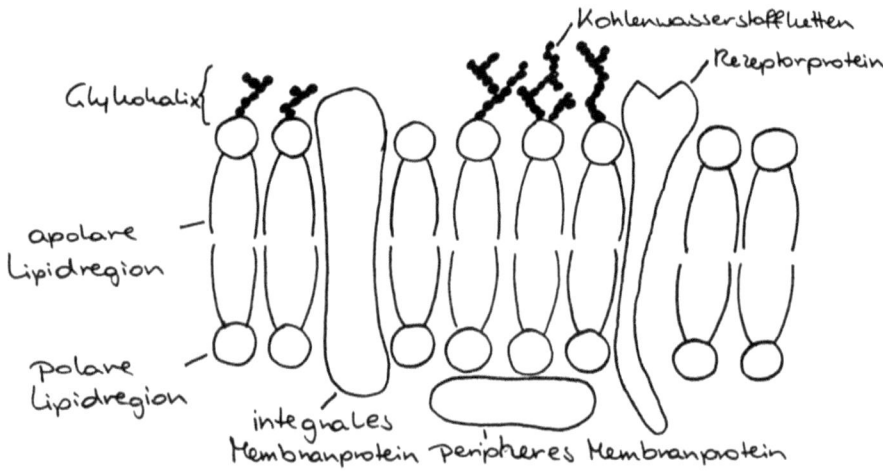

Um eine Zelle von ihrer Umgebung abzugrenzen, ist sie von einer Biomembran, der Zellmembran, umgeben, einer 5 – 6 nm dicken Grenzschicht zwischen Cytoplasma und Extrazellularraum. Durch sie kann die Zelle ihre Stoffaufnahme und – abgabe über spezifischen Transport, Endo – und Exocytose kontrollieren. Weiters ist sie für die Signalaufnahme, – verarbeitung und – weiterleitung und die Verbindungen zwischen den Zellen zuständig.

Die Zellmembran ist aus einer Lipiddoppelschicht (Bilayer) aufgebaut, bestehend größtenteils aus Phospholipiden, dazu kommen noch Glykolipide und Cholesterin. Die charakteristische Anordnung der Membran ergibt sich aus der physikalisch günstigsten Anordnung im wässrigen Milieu – die hydrophoben Fettsäurereste stehen sich in der Mitte gegenüber, die hydrophilen Kopfgruppen ragen in den Extra – bzw. Intrazellularraum und bilden Wasserstoffbrücken mit dem Wasser des jeweiligen Milieus.

Durch Oligosaccharidseitenketten an den Glykolipide, welche nur an der Außenseite der Zellmembran zu finden sind, ist die Membran asymmetrisch. Sie stehen zum Teil so dicht aneinander, dass sich eine gesamte Schicht, die sogenannte Glykokalix, bildet, welche für ein Mikromilieu zwischen sich selbst und der Zellmembranoberfläche sorgt, welches sich von dem restlichen extrazellulären Raum unterscheiden kann, und beispielsweise für die Zellen der Magenwand wichtig ist. Des Weiteren ist sie für die Zell – Zell – Erkennung, Zell – Zell – Adhäsion, Schutz und Stabilisation wichtig.

In die Membran eingebettet sind Proteine, wodurch ein flüssiges Mosaik entsteht. Als Mosaik wird es bezeichnet, weil es aus vielen kleinen Teilen besteht und flüssig deshalb, weil Biomembranen einem ständigen Wandel unterworfen sind. Die Moleküle sind ständig in Bewegung und können um ihre Längsachse rotieren, senkrecht zur Membranebene umklappen (Flip – Flop – Vorgang) oder lateral diffundieren. Letzteres ist die häufigste Bewegungsform, da sie im Vergleich zu den anderen beiden weniger Energie benötigt. Die ständige Umwandlung ist ein Resultat des Abschnürens und Aufnehmens von Vesikeln und dem Einbauen und wieder Ausbauen verschiedener Proteine aufgrund geänderter Anforderungen an die Zelle oder der Anpassung an Veränderungen ihrer Umwelt.

An einigen Stellen der Zellmembran befinden sich besonders viele Glyko- und Sphingolipide, sowie Cholesterin. Diese Regionen werden als lipid rafts bezeichnet und stehen im Verdacht, für die Signaltransduktion wichtig zu sein, da hier auch dafür nötige Proteine vorhanden sind. Ein einzelnes davon ist nicht sonderlich groß, allerdings machen sie insgesamt eine relativ große Fraktion der Plasmamembran aus.

Zellorganellen werden ebenfalls durch sehr ähnliche Membranen von der Umgebung abgegrenzt, der Unterschied liegt im Verhältnis von Proteinen zu Lipiden.

Aufgrund ihrer Lipophilie im Inneren sind Biomembranen nur für ungeladene Moleküle gleich welcher Größe problemlos passierbar. Somit können sowohl die kleinen Moleküle $O_2$ und $N_2$ als auch große, wie Steroidhormone, durch die Membran diffundieren. Polare Moleküle, also Stoffe, welche zwar nicht geladen sind, jedoch Imbalancen in der Verteilung der Elektronen innerhalb des Moleküls haben, können nur bis zu einer Größe von ungefähr 100 Dalton durch Plasmamembranen diffundieren, was Wasser und Harnstoff einschließt, jedoch für Aminosäuren, Nukleotide und Zucker einen Kompartimentwechsel ohne Hilfsmittel unmöglich macht. Für geladene Moleküle und Ionen, wie $Na^+$, $K^+$, oder $Cl^-$ sind Membranen gänzlich impermeabel, wodurch sie – genauso wie größere polare

Moleküle – Transportproteine benötigen, um in eine Zelle hinein – oder aus ihr hinauszugelangen.

## 3. Membranproteine

Nach ihrer Funktion werden Proteine der Zellmembran eingeteilt in:
1. Rezeptoren (binden spezifische Moleküle)
2. Signalproteine (durch sie unterscheidet das Immunsystem zwischen körpereigen, körperfremd und körpereigen aber krank)
3. Transportproteine (schleusen Stoffe in oder aus der Zelle, die nicht durch die Membran diffundieren können, spalten manchmal dabei ATP)
4. Zell – Zell – Kontaktproteine (bilden Kontakte zwischen 2 Zellen aus)
5. Enzyme (katalysieren spezifische Reaktionen)

Grob können sie auch in periphere/extrinsische und integrale/intrinsische Proteine unterteilt werden. Periphere Proteine sind entweder durch elektrostatische Kräfte locker an die Köpfe der Lipidmoleküle angelagert oder zum Teil in eine der Schichten eingebaut. Integrale Proteine sind in der Lipiddoppelschicht verankert, indem die Membrandomänen des Proteins die Membran meist mehrfach durchspannen. Diese Domänen werden dann durch cytoplasmatische oder extrazelluläre Domänen verbunden. Oft tragen solche Proteine im Extrazellularraum Kohlenwasserstoffketten, weshalb sie als Glykoproteine bezeichnet werden und zur Bildung der Glykokalix entscheidend beitragen.

Anhand der Aminsosäuresequenz eines Proteins kann man ein Struktur – Funktions – Modell erstellen, wodurch man abschätzen kann, wie es in der Membran liegt. Hydrophobe Sequenzen ordnet man transmembranen Segmenten zu, Sequenzen mit Kohlenhydratketten liegen extrazellulär. Ein besonders gut untersuchtes Beispiel für integrale Proteine ist der spannungsgesteuerte Na⁺ – Kanal der Nervenzellen.

Ein spannungsgesteuerter Na⁺ – Kanal besteht aus einer langen Aminosäurekette, die 4 Domänen mit jeweils 6 Transmembran – Helices (Segmente 1 bis 6) bildet. Die Segmente sind intra – und extrazellulär durch Aminsosäureketten verbunden. Die Helices S6 der vier Domänen bilden zusammen eine zentrale hydrophile Pore, die je nach Aktivierungszustand eng oder weit sein kann. Die Helices S4 haben Spannungssensoren und können somit den Kanal aktivieren bzw. deaktivieren.

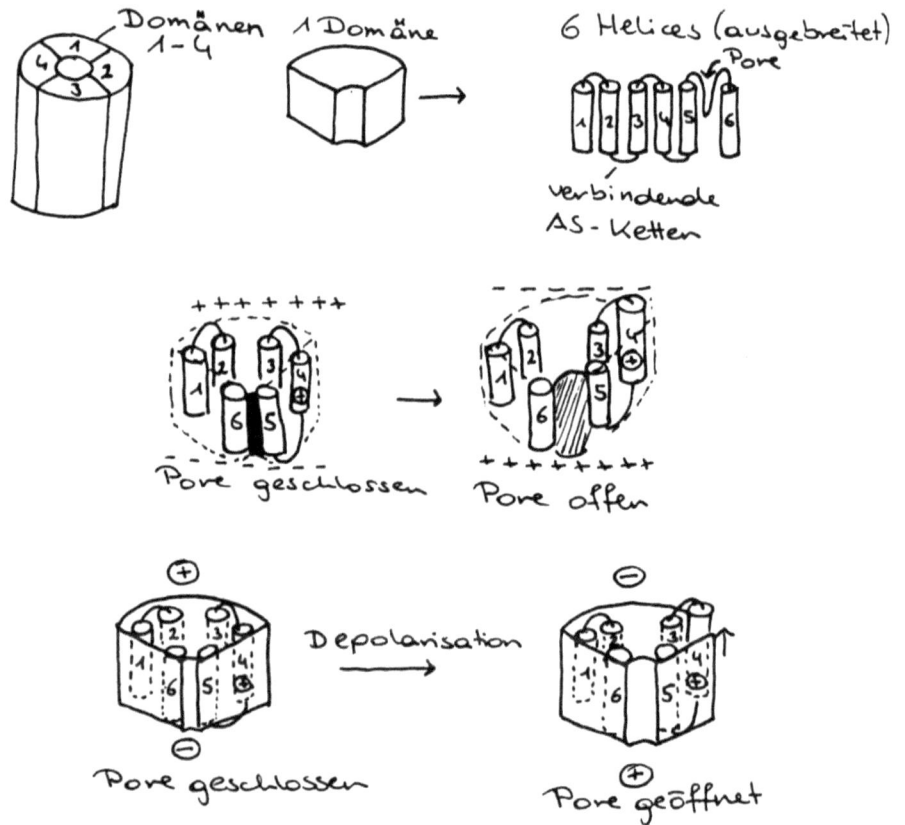

Stark vereinfacht sieht der Mechanismus der Na⁺ – Kanäle so aus: Die S4 – Helices enthalten mehrere positiv geladene Reste. Solange die Membran polarisiert ist, bleibt die Helix durch elektrostatische Anziehung in der Membran, weil die Innenseite der Membran negativ geladen ist und somit die Helix angezogen wird. Kommt es jetzt zu einer Depolarisation, kehren sich die elektrischen Verhältnisse um, die Elektronegativität in der extrazellulären Flüssigkeit steigt und somit wird die Helix S4 nach oben „gezogen" und die Pore geöffnet. Dadurch kann Na⁺ einströmen. Außerdem sorgt ein sogenannter Selektivitätsfilter, also die Kombination mehrerer unterschiedlicher Seitenketten an den Aminosäuren, welche die Pore bilden, dafür, dass keine anderen Ionen durchkommen.

Wie bereits erwähnt gleichen Biomembranen flüssigen Mosaiken, wodurch auch die Proteine nicht an Ort und Stelle bleiben würden. Wenn bestimmte Regionen der Membran aber auf eine bestimmte Funktion spezialisiert sind, müssen die Proteine in diesen Regionen fest verankert werden. In myelinisierten Nervenfasern zum Beispiel sind die Ionenkanäle besonders in der Gegend der Ranvier'schen Schnürringe konzentriert. Bei der Verankerung sind vor allem Elemente des Cytoskeletts wichtig.

## 4. Funktionen der Zellmembran
### 4.1. Abgrenzung des Intra – vom Extrazellularraums
Wie bereits erwähnt ist die Zellmembran eine Barriere zwischen Intra – und Extrazellularraum. Dadurch können unterschiedliche Konzentration von Ionen und Proteinen auf beiden Seiten aufrechterhalten werden. Extrazellulär findet man Na⁺ als häufigstes Kation und Cl⁻ als das häufigste Anion. Intrazellulär sind die Konzentrationen der beiden viel geringer (14 – 26 – fach weniger), dafür ist K⁺ mit

einer fast 40 – fach größeren Konzentration als extrazellulär vertreten. Für Elektroneutralität innen wie außen sorgen „große Anionen" (negativ geladene Proteine und organische Säuren).

## 4.2. Transport durch die Zellmembran

Stoffe können entweder passiv oder aktiv, unter Energieverbrauch, zwischen membranumhüllten Kompartimenten transportiert werden.

Wenn ein Stoff passiv, also ohne Energieaufwand, transportiert werden soll, muss eine treibende Kraft herrschen. Diese Kraft kann durch Konzentrationsunterschiede oder elektrische Ladungsunterschiede entstehen und bringt Moleküle dazu, sich spontan von einem membranumgrenzten Kompartiment ins nächstgelegene zu bewegen. Dabei wechselt es immer vom Kompartiment höherer Konzentration oder höherer elektrischer Ladung in das mit niedrigeren Werten. Dadurch spricht man davon, dass der Transport „bergab" oder „mit dem Gradienten" stattfindet. Konzentrationsdifferenzen erzeugen das chemische Potential, elektrische Ladungsunterschiede können auch als elektrisches Potential bezeichnet werden. Wirken sowohl chemische als auch elektrische Faktoren, spricht man vom elektrochemischen Potential. Sobald der elektrochemische Gradient ausgeglichen ist, ist der Nettostrom der betrachteten Substanz 0, da genauso viel hinaus wie in der gleichen Zeit hineinströmt.

Die meisten im Körper vorhandenen Stoffe benötigen Transportproteine, um zwischen Intra – und Extrazellularraum zu wechseln, da die Zellmembran durch ihre Lipophilie nicht für alle Moleküle problemlos passierbar ist. Andere Stoffe, ungeladene Stoffe jeder Größe und kleine polare Stoffe, können jedoch auch ohne die Hilfe von Proteinen Biomembranen durchqueren. Diese nichtselektive

Permeabilität ermöglicht die Aufnahme oder Abgabe von beispielsweise Wasser, Sauerstoff, Kohlendioxid, Ethanol, Harnstoff oder Steroidhormonen. Dabei ist entscheidend, dass die Diffusion ausschließlich „bergab", entlang des Konzentrationsgradienten Gradienten – also von höherer zu niedrigerer Konzentration erfolgen kann.

Die Stoffmenge, die durch eine Flächeneinheit in einer bestimmten Zeitspanne diffundiert, ist die Diffusionsstromdichte J und wird mit folgender Formel erklärt:

$$J = P \cdot \Delta c \quad [mol/(cm^2 \cdot s)]$$

P = Permeabilitätskoeffizient (Diffusionskonstante, Diffusionsstrecke pro Zeit [cm/s])

$\Delta c$ = Konzentrationsunterschied [mol/cm³]

Bei physiologisch vorkommenden Konzentrationen ist der Vorgang nicht sättigbar, da die Transportrate V mit der Substratkonzentration C linear ansteigt. Das bedeutet: Je höher die Konzentration ist, desto schneller und mehr diffundiert durch die Membran.

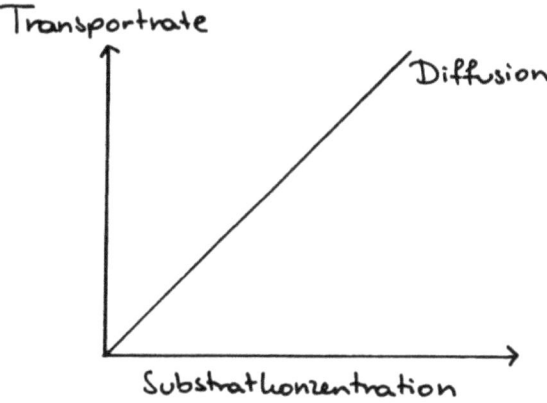

Stoffe, die nicht so leicht durch die Membran durchtreten können, also geladene und polarisierte Stoffe ab etwa einer Größe von 100 Dalton, wie zum Beispiel Ionen oder

Glucose und Aminosäuren, benötigen membranständige Transportproteine. Dadurch, dass nicht alles hinein oder hinaus kann, spricht man von einer selektiven Permeabilität der Membran. Der Transport mittels Proteinen kann immer noch passiv, jedoch auch aktiv ablaufen.

*1. Kanäle*

Der Transport durch Kanäle erfolgt passiv, also unabhängig von Energie, und somit nach den Gesetzen der Diffusion „bergab", vom höheren zum niedrigeren Potential. Wenn es sich um geladene Stoffe handelt, muss man neben dem chemischen auch den elektrischen Gradienten berücksichtigen. Zusammen spricht man von einem elektrochemischen Gradienten.

Kanäle können in verschiedenen Funktionszuständen vorliegen, sie können wie ein Tor geöffnet und wieder geschlossen werden, daher spricht man von „gating". Dies kann entweder durch einen Liganden (chemisch), durch Phosphorylierung der Kanalproteine oder durch das Membranpotential (elektrisch) erfolgen. Durch jeden dieser 3 Mechanismen wird die Konformation der Kanalproteine verändert, wodurch sich die Pore weitet oder verengt.

Ligandenbindungsstellen können sich entweder extra – oder intrazellulär befinden, je nachdem von welchem Kompartiment aus der Funktionszustand kontrolliert wird. Dabei funktioniert diese Bindung nach dem Schlüssel – und – Schloss Prinzip, was bedeutet, dass idealisiert ausgedrückt nur 1 Molekül an die Bindungsstelle andocken kann. In Wahrheit gibt es oft mehrere passende Moleküle, jedoch mit unterschiedlicher Affinität, und ein Molekül kann auch an mehrere Bindungsstellen andocken.

Bei einer Öffnung oder Schließung durch Veränderung des Membranpotentials hat der Kanal einen Spannungssensor, welcher bei Spannungsänderungen eine

Konformationsänderung im Protein bewirkt. Diese Kanäle reagieren dabei nicht nur auf eine spezifische Spannung, sondern auf einen Spannungsbereich. Die mindestens nötige Spannung, um einen Kanal zu öffnen, wird als Schwellenpotential bezeichnet. Manche spannungsgesteuerten Kanäle haben jedoch nicht nur einen geschlossenen und einen offenen Zustand, sondern auch noch einen geschlossenen, inaktivierbaren. In diesem Zustand liegen sie in einer Konformation vor, welche verhindert, dass sich der Kanal bei Spannungsänderungen öffnet. Dieser Mechanismus ist vor allem für Neurone wichtig und wird im Kapitel „Allgemeine Neurophysiologie" näher beschrieben.

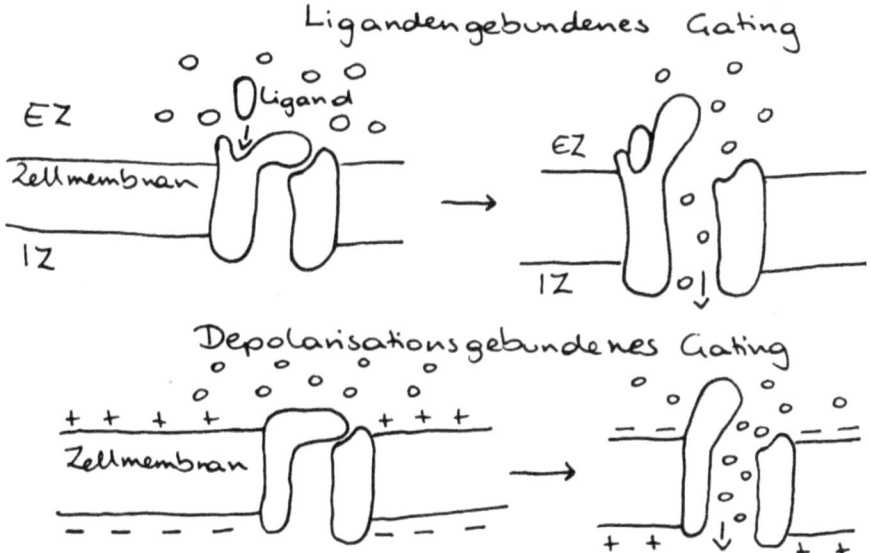

Damit nur eine Sorte Ionen durch den Kanal fließen können, hat jeder Kanal einen Selektivitätsfilter, der aus den Seitenketten der Aminosäuren besteht, welche die Pore umhüllen. Der Transport durch Kanäle verläuft nahezu genauso schnell, wie die Diffusion des Stoffes durch Wasser. Wie die Diffusion durch Membranen ist auch der Transport durch Kanäle bei physiologischen Konzentrationen nicht sättigbar.

## 2. Carrier

Carrier sind integrale Transportproteine, welche bestimmte Substanzen nach dem Schlüssel – und – Schloss – Prinzip binden und von der einen Seite der Membran auf die andere bringen. Dieser Vorgang erfolgt entweder passiv, entlang des elektrochemischen Gradienten oder aktiv, gegen ihn. Da der Stoff erst binden und sich anschließend wieder lösen muss, ist dieser Transportweg um einiges langsamer, als der durch Kanäle.

Im Gegensatz zur Diffusion ist der Carrier – vermittelte Transport sättigbar, da hier die Michaelis – Menten – Kinetik zu tragen kommt. Hier ist der Transport durch die Affinität zwischen Carrier und Substrat charakterisiert (Km – Wert) und die Anzahl der Carrier ist begrenzt (Vmax – Wert).

$$V = V_{max} \cdot C / (K_m + C) \quad [mol/s]$$

V = Transportrate

Vmax = Anzahl der Carrier

C = Substratkonzentration

Km = Michaelis – Menten – Konstante (Affinität des Carriers zum Substrat), Substratkonzentration, bei der die Carrier halb gesättigt sind

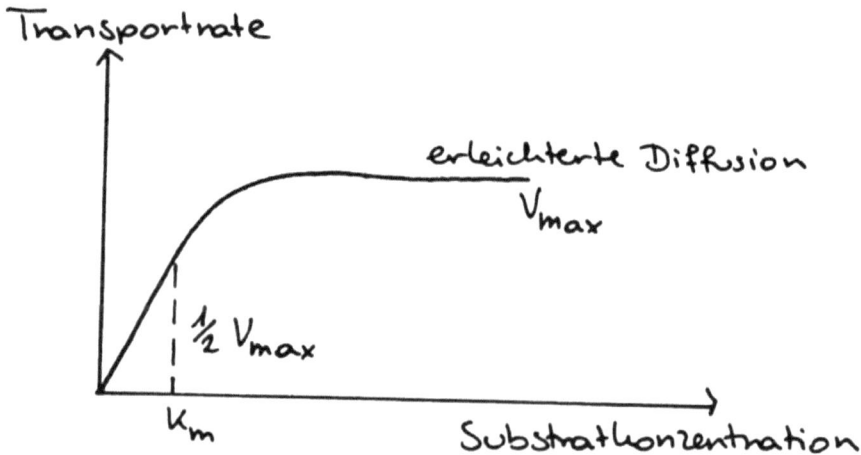

Carrier können nur 1 Substanz transportieren, was als Uniport bezeichnet wird, es können 2 Substanzen ausgetauscht werden, das wird Antiport genannt und der Carrier ist ein Exchanger, oder es werden 2 oder mehrere Substanzen gleichzeitig transportiert, dann bezeichnet man das als Symport oder Cotransport (zB: Na$^+$/Glucose – Symport im Duodenum).

Carrier können auch sehr unterschiedlich transportieren, zum Beispiel können sie mit der Substanz durch die Membran diffundieren (1), rotieren (2), oder sie durch den Schnapp – Mechanismus (3) auf die andere Seite bringen.

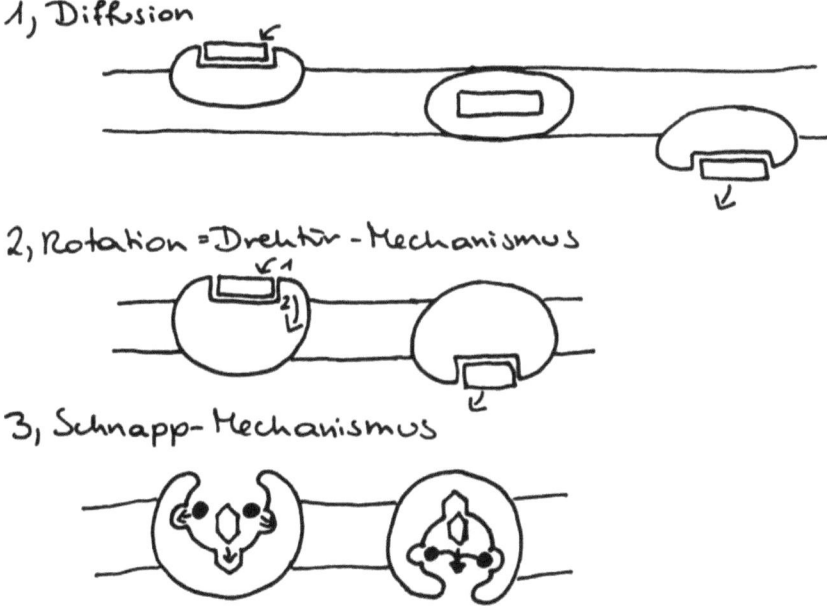

Wenn passiv, also mit dem elektrochemischen Gradienten, transportiert wird, spricht man von „erleichterter Diffusion". Vor allem bei niedrigeren Konzentrationen ist sie schneller als die einfache Diffusion.

Wenn aktiv transportiert wird, wird Energie in Form von ATP verbraucht. Entweder ist die Spaltung von ATP direkt mit dem Transport gekoppelt, dann spricht man von einem primär aktiven Transport, wie bei der Na$^+$/K$^+$ – ATPase.

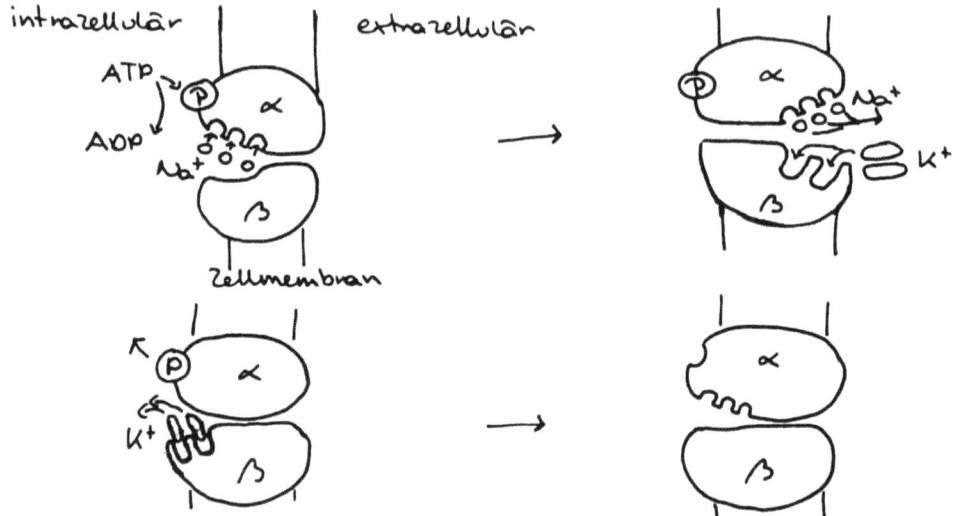

Die zweite Möglichkeit ist der sekundär aktive Transport, bei dem unter Verbrauch von ATP ein Konzentrationsgradient aufgebaut wird, wodurch der carrier – vermittelte Transport passiv stattfinden kann. Ein Beispiel hierfür wäre der Glucosetransport in die Dünndarmenterocyten. Glucose gelangt durch einen Na+/Glucose – Symporter in die Zellen, welcher durch den zelleinwärts gerichteten Na+ - Gradienten angetrieben wird. Der Gradient wird wiederum von der energieverbrauchenden Arbeit der Na+/K+ – ATPase aufrechterhalten.

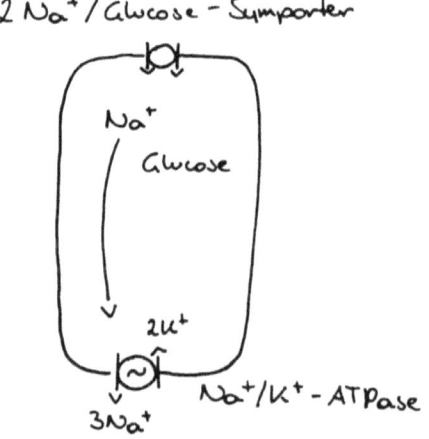

## 3. Endocytose und Exocytose

Bei der Endocytose (1) werden entweder feste (Phagocytose) oder gelöste Stoffe (Pinocytose) durch Einstülpung und Abschnürung der Zellmembran ins Cytosol aufgenommen. Wenn die Endocytose durch das Andocken bestimmter Stoffe, wie beispielsweise Insulin, an einen Rezeptor in der Membran ausgelöst wird, spricht man von rezeptorvermittelter Endocytose. Die meisten Vesikel werden in der Zelle entleert und ihre Membran wird für den Zellmembranaufbau verwendet, wodurch ein Recyclingsystem entsteht.

*1) Endocytose*

*2) Exocytose*

*3) Transcytose*

Die Exocytose (2) läuft genau umgekehrt: Ein in der Zelle gebildeter Vesikel wird in die Zellmembran eingeschleust und entlässt so seinen Inhalt in den Extrazellularraum. Eine Sonderform bildet die Transcytose (3), bei der ein Stoff durch Endocytose auf – und durch Exocytose abgegeben wird, nachdem er durch die Zelle gewandert ist.

## 5. Entstehung und Aufrechterhaltung des Membranpotentials

Die Zellmembran ist für geladene Teilchen und Moleküle nicht permeabel, wodurch diese Proteine benötigen, welche sie zwischen dem Intra – und dem Extrazellularraum hin – und zurücktransportieren. Es kann nur das transportiert werden, was auch einen passenden und vor allem aktivierten Transporter besitzt. Durch den Transport von Ionen aus oder in die Zelle verschieben sich Ladungen, es entsteht somit eine Ladungsdifferenz oder elektrische Potentialdifferenz, die man als Membranpotential bezeichnet. Intrazellulär befinden sich vor allem Kalium und große Anionen, um die Elektroneutralität sicherzustellen, extrazellulär sind große Mengen an Natrium und Chlorid.

Gehen wir anfangs von einer Gleichverteilung der Ladungsträger im Intra – und Extrazellularraum aus, beide Räume sind elektroneutral, es herrschen somit keine Ladungsunterschiede und somit kein elektrischer Gradient.

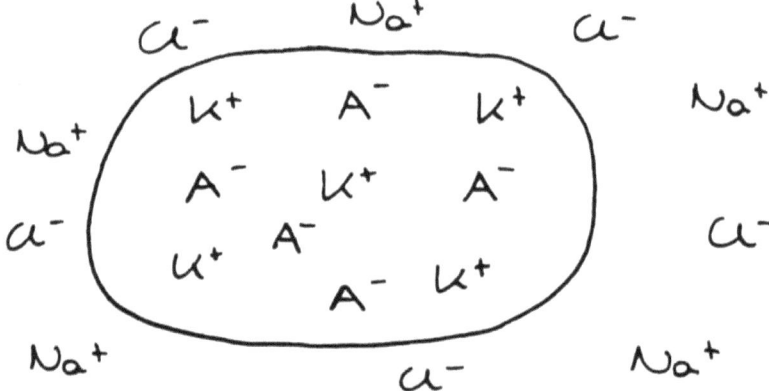

In der Regel ist die Zellmembran für $K^+$ - Ionen um vieles stärker permeabel als für andere Ionen, da sie ständig geöffnete $K^+$ - Kanäle, sogenannte „leaky channels" (lecke Kanäle), in der Zellmembran besitzt. Dazu kommt nun, dass die $K^+$ – Konzentration intrazellulär viel höher ist als extrazellulär, wodurch ein zellauswärts gerichteter chemischer Gradient besteht. Diffundiert $K^+$ entlang dieses chemischen Gradienten aus der Zelle, entsteht ein Diffusionspotential, durch welches die Zelle außen positiver wird als innen, weil die Anionen kaum aus der Zelle hinauskönnen. Das hat zur Folge, dass ein elektrischer Gradient entsteht, welcher keine weiteren K⁺ - Ionen ausströmen lässt, weil gleiche elektrische Ladungen sich abstoßen.

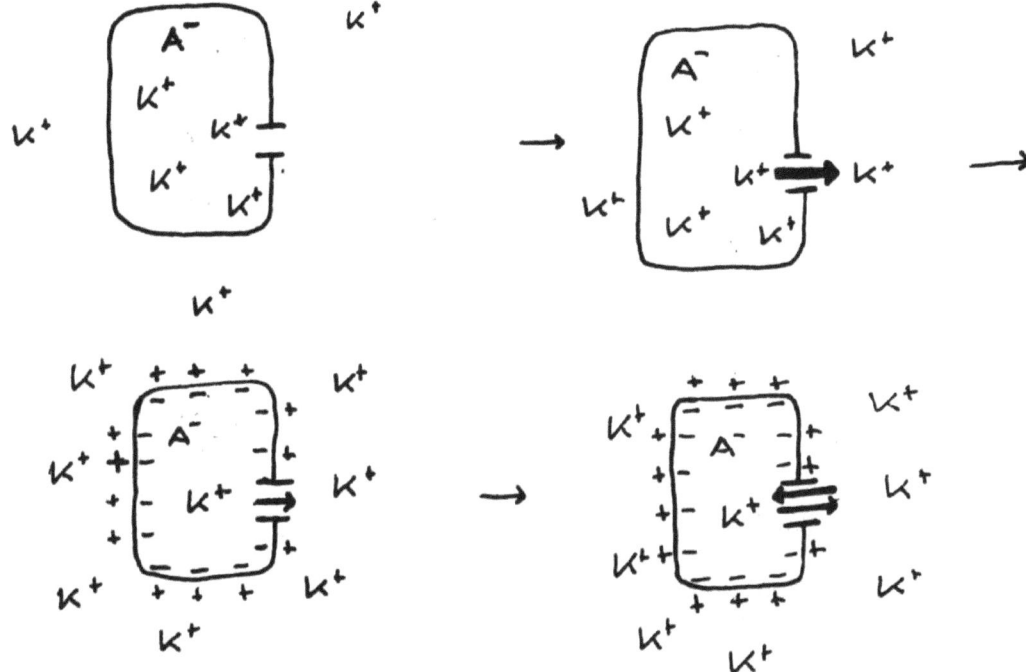

Sobald der chemische und der elektrische Gradient gleich sind, das heißt der elektrochemische Gradient ist gleich Null, pendelt sich ein Gleichgewicht zwischen Ein – und Ausstrom ein. Man sagt das elektrochemische Gleichgewicht ist hergestellt, es besteht eine Gleichgewichtskonzentration, die Konzentration der Ionen intra – und extrazellulär ist gleichbleibend, und ein Gleichgewichtspotential, die Spannungen innerhalb und außerhalb der Zelle sind stabil. Der Netto – Ionenstrom ist Null, es bewegen sich also genauso viele Ionen hinein wie hinaus.

## 5.1. Nernst – Gleichung

Das Gleichgewichtspotential lässt sich mit der Nernst – Gleichung wie folgt berechnen:

$$E = -61 \cdot \log([Ion]_i/[Ion]_a) \quad [mV]$$

E = Gleichgewichtspotential

$[Ion]_i$ bzw. $[Ion]_a$ = Konzentration des Ions intra (i) – bzw. extrazellulär (a)

Wenn für E zum Beispiel – 90 mV berechnet wird, dann gilt für das berechnete Ion, dass bei – 90 mV kein Nettotransport dieses Ions stattfindet.

## 5.2. Goldman – Hodgkin – Katz – Gleichung

Da die Nernst – Gleichung nur für 1 Ion gilt und in der Zelle und ihrer Umgebung mehrere vorkommen, nämlich hauptsächlich K⁺, Na⁺ und Cl⁻, benötigt man diese Gleichung, um das wirkliche Ruhmembranpotential einer Zelle zu bestimmen. Dabei wird nicht nur die Konzentration der jeweiligen Ionen beachtet, sondern auch die Anzahl, Leitfähigkeit und die Offenwahrscheinlichkeit der Kanäle, also die Permeabilität der Zellmembran.

$$E_m = \frac{RT}{F} \ln\left(\frac{P_{Na^+}[Na^+]_{out} + P_{K^+}[K^+]_{out} + P_{Cl^-}[Cl^-]_{in}}{P_{Na^+}[Na^+]_{in} + P_{K^+}[K^+]_{in} + P_{Cl^-}[Cl^-]_{out}}\right)$$

$E_m$ = Membranpotential [V]

R = allgemeine Gaskonstante = 8,314 J/(K•mol)

T = absolute Temperatur, im Körper = 310 K

F = Faraday – Konstante, Ladung pro mol = $9,65 \cdot 10^4$ A • s /mol

P = Permeabilität der verschiedenen Ionen [cm/s]

Bei ruhenden Nerven – oder Muskelzellen ist die Permeabilität für $K^+$ 10 – 25 mal höher als die von $Na^+$. $K^+$ hat ein Gleichgewichtspotential von nahezu – 90 mV, daher ist auch das Ruhemembranpotential von Nerven – oder Muskelzellen in der Nähe von – 90 mV. Das Gleichgewichtspotential von $Na^+$ liegt dagegen bei ca + 70 mV, das für $Cl^-$ ca bei – 80 mV, weshalb das Ruhemembranpotential eben ein wenig über – 90 mV liegt.

Wenn man den Aspekt betrachtet, dass bei einem Ruhemembranpotential, welches dem Gleichgewichtspotential eines Ions entspricht, dasselbe Ion keinen Nettostrom mehr aufweist, auch wenn die Kanäle dafür weit geöffnet sind, kann man schlussfolgern, dass für jedes andere Ion mit anderem Gleichgewichtspotential bei diesem Ruhepotential eine treibende Kraft herrscht. Diese anderen Ionen werden – solange ein Transportprotein für sie aktiviert ist – durch die Membran diffundieren.

## 6. Regulation der Zellfunktion

Jede Zelle im Körper hat eine bestimmte Funktion zu erfüllen und da sie für diese Funktion gewisse Voraussetzungen benötigt, wie beispielsweise einen stabilen pH – Wert, muss sie über Mechanismen verfügen, welche diese Voraussetzungen aufrechterhalten. Einerseits produziert die Zelle selbst Produkte, welche ihr inneres Milieu verändern können, andererseits ist sie umgeben von extrazellulärer Flüssigkeit, die ebenfalls in ihrer Zusammensetzung in gewissem Umfang variieren kann, ohne dass dies die Zelle beeinflussen sollte.

### 6.1. Zellvolumen

Die Regulation des Zellvolumens basiert auf einem Mechanismus, der als Osmose bezeichnet wird. Wenn 2 Kompartimente mit unterschiedlicher Konzentration an osmotisch wirksamen Teilchen, z.B.: Ionen, nur durch eine semipermeable, also eine für Wasser durchlässige, Membran getrennt werden, so wird sich das Wasser in den Kompartimenten so verteilen, dass in beiden die gleiche Konzentration vorherrscht.

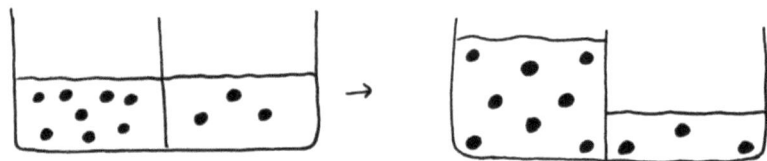

Von „isoton" spricht man, wenn beide Kompartimente die gleiche Konzentration an osmotisch aktiven Teilchen haben, von „anisoton" wenn dies nicht der Fall ist. Hierbei unterscheidet man zwischen „hyperton", das Wasser wird in das betrachtete Kompartiment gezogen, da zu viele osmotisch aktive Teilchen vorhanden sind, und „hypoton", Wasser strömt aus dem betrachteten Kompartiment aus, da sich darin weniger osmotisch aktive Teilchen befinden als außerhalb davon.

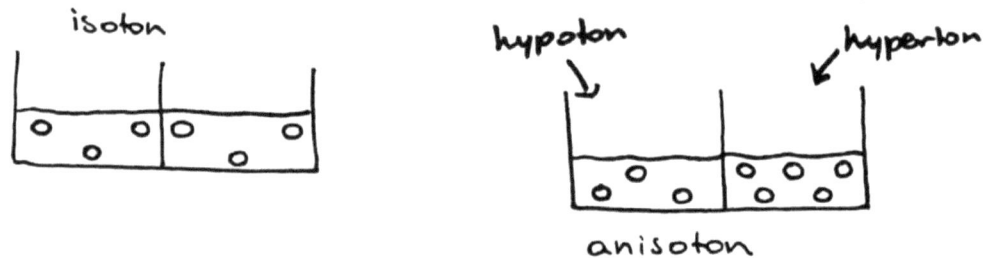

Wie schon erwähnt ist die Zellmembran für Wasser sehr gut durchlässig, daher kann die Zelle in einem hypotonen Medium durch den Wassereinstrom anschwellen, in einem hypertonen Medium dagegen durch den Wasseraustritt schrumpfen. In einem Isotonen Medium wird nichts geschehen.

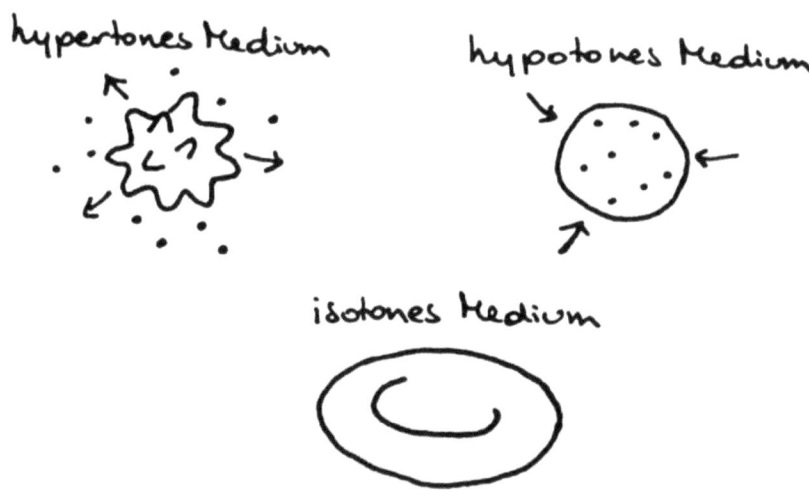

In Zellen und ihrer Umgebung befinden sich jedoch nicht nur Ionen, sondern auch größere Moleküle, welche ebenfalls geladen oder polar sein können und deshalb ebenfalls Wasser anziehen. Makromoleküle ziehen Wasser sogar stärker an als einfache Ionen und erzeugen dadurch den sogenannten kolloidosmotischen Druck, der vor allem für den Wasseraustausch zwischen Interstitium und Blutplasma in den Kapillargebieten wichtig ist. Proteine dagegen ziehen aufgrund ihrer negativen Ladung zusätzliche Kationen an, die wiederum Wasser binden. Dieser Mechanismus ist für das Verständnis des Donnan – Effekts wichtig, welcher einerseits zum Membranpotential andererseits zum osmotischen Druck beiträgt.

*Gibbs – Donnan – Gleichgewicht*
Das Gibbs – Donnan – Gleichgewicht beschäftigt sich damit, dass die Zellmembran zwar für Wasser und einige Ionen permeabel ist, andere, wie die intrazellulären Proteine und Phosphate, können jedoch nicht durch die Membran durchtreten. Sie beeinflussen jedoch die Verteilung der permeablen Ionen zwischen Intra – und Extrazellularraum.

Es sind also intrazellulär die negativ geladenen Proteine und Phosphate sowie – auf beide Kompartimente aufgeteilt - permeable Kationen und Anionen. Es herrscht Elektroneutralität, in beiden Kompartimenten sind gleich viele negative wie positive Ladungen.

| intrazellulär | extrazellulär |
|---|---|
| 10 große Anionen $^{\ominus}$ | |
| 5 kleine Anionen $^{\ominus}$ | 15 kleine Anionen $^{\ominus}$ |
| 15 Kationen | 15 Kationen $^{\oplus}$ |

Durch die negativ geladenen Makromoleküle und dem Bestreben der Ionen sich nach ihrem Nernst – Gleichgewicht zu verteilen, kommt es zum Einstrom von Anionen, wodurch ein elektrischer Gradient entsteht, welcher die Kationen in die Zelle folgen lässt. Dadurch verschiebt sich das Membranpotential und würde bei – 20 mV liegen, was man als das Donnan – Potential bezeichnet.

| intrazellulär | extrazellulär |
|---|---|
| 10 große Anionen $^{\ominus}$ | |
| 8 kleine Anionen $^{\ominus}$ | 12 kleine Anionen $^{\ominus}$ |
| 18 Kationen $^{\oplus}$ | 12 Kationen $^{\oplus}$ |

Da sich hierdurch aber auch eine vermehrte Anzahl osmotisch aktiver Teilchen in der Zelle befinden und Wasser in erheblichen Mengen in die Zelle strömen würde, muss die Zelle das Donnan – Potential und den damit verbundenen osmotischen Überdruck verhindern.

Gegen übermäßiges Einströmen bzw. Ausströmen von Wasser versucht die Zelle die Ionenkonzentrationen auszugleichen, um nicht zu platzen oder zu dehydrieren. Dadurch kann sie auch ihr Volumen regulieren, wobei man kurzfristige und langfristige Mechanismen kennt.

## *1. kurzfristige Zellvolumenregulation*

Die kurzfristige oder spontane Volumenregulation benötigt Sekunden bis Minuten und kann isoton durch die Na+/K+ – ATPase ablaufen. Durch einströmendes Na+, zum Beispiel in Folge einer Depolarisation einer Nervenzelle, versucht die Na+/K+ – ATPase die Flüssigkeit isoton zu halten, um bei Hypotonie eine Schrumpfung oder bei Hypertonie eine Schwellung zu verhindern.

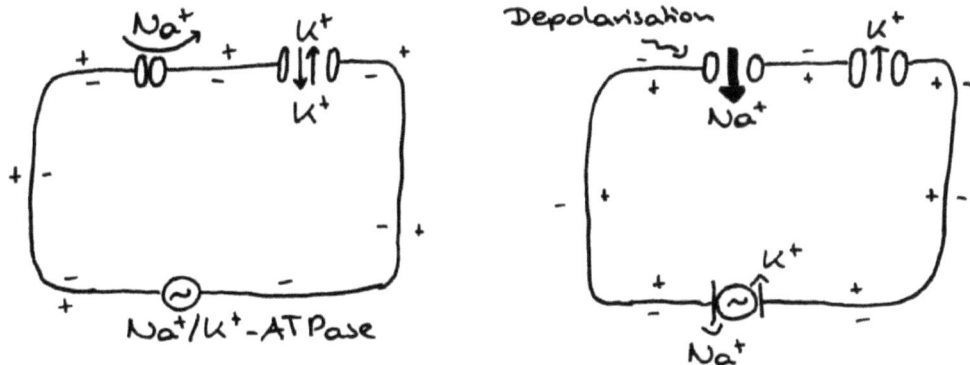

Weiters kann die Zelle bei der anisotonen Volumenregulation durch Abgabe (regulatorische Volumenabnahme, RVD – regulatory volume decrease) oder Aufnahme (regulatorische Volumenzunahme, RVI – regulatory volume increase) osmotisch wirksamer Teilchen ihr Volumen regulieren. Bei der RVD beteiligen sich das K+/Cl- – Cotransportsystem und K+ und Cl- Kanäle, um die genannten Ionen aus der Zelle zu schleusen.

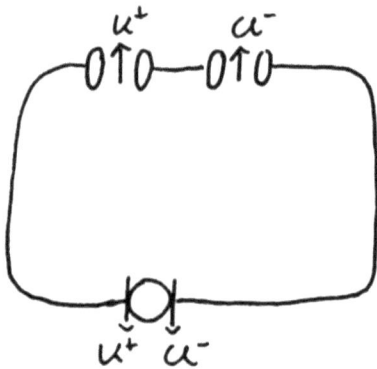

Bei der RVI spielen Na$^+$/K$^+$/2Cl$^-$ – Cotransporter eine wichtige Rolle, die jeweils ein Natrium –, Kalium – und 2 Chlor Ionen in die Zelle befördern, genauso wie der Na$^+$/H$^+$ - Austauscher und der Cl$^-$/HCO$_3^-$ – Austauscher.

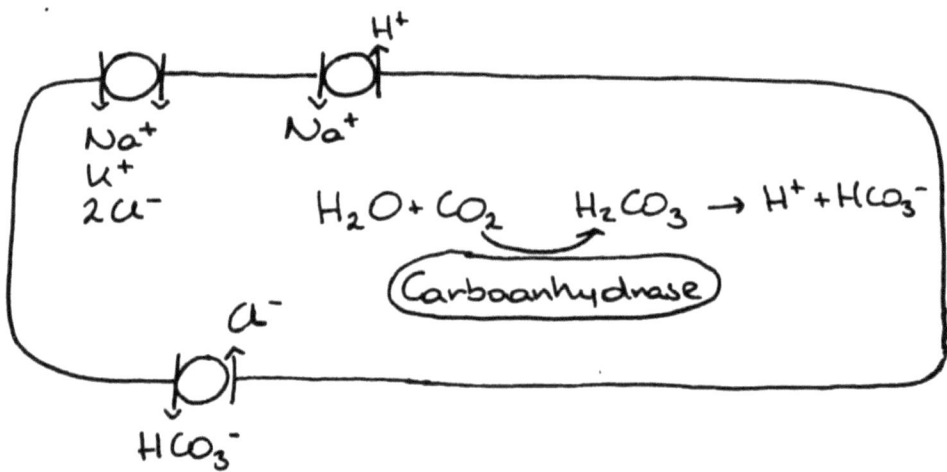

Beide Mechanismen laufen über dehnungsempfindliche Kanäle oder Transporter in der Zellmembran, die je nach Wandspannung aktiviert oder inaktiviert werden.

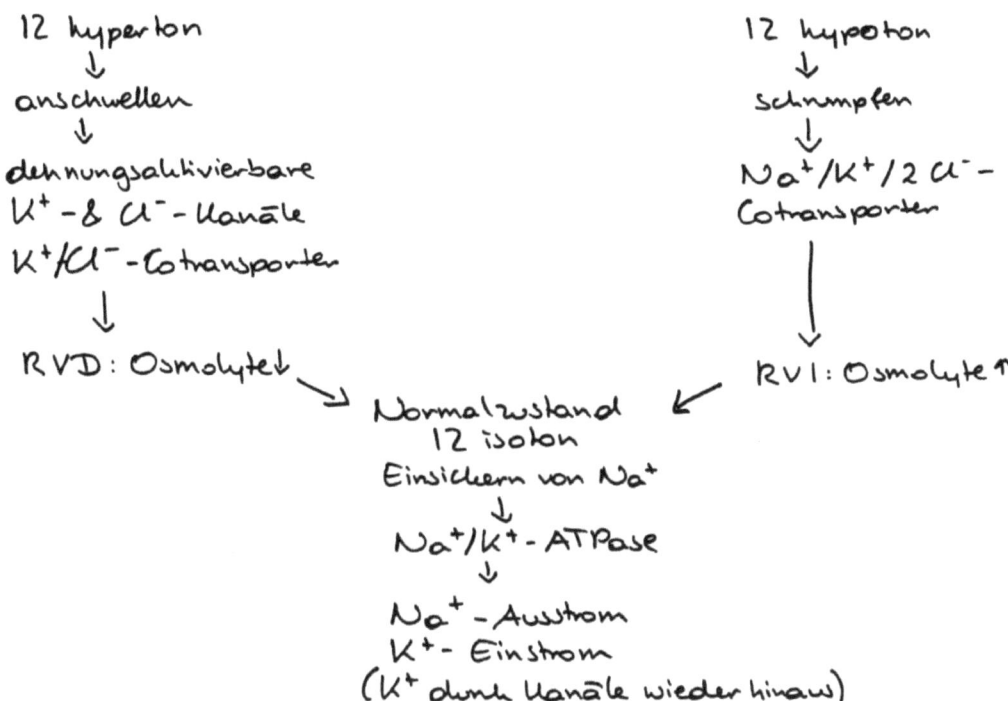

## 2. langfristige Zellvolumenregulation

Die langfristige Volumenregulation läuft über die Expression von Transportproteinen im Zellkern, sowie die vermehrte beziehungsweise verminderte Synthese von Osmolyten, wie beispielsweise Taurin, Betain, Inositol und Sorbitol. Wie alle Mechanismen, die über die Expression von Genen funktionieren, dauert diese Art der Volumenregulation Stunden bis Tage und setzt nur bei andauernder Hypo – oder Hypertonizität des Extrazellularraumes ein.

## 6.2. Intrazellulärer pH – Wert

Der intrazelluläre pH – Wert beträgt 7,1, extrazellulär ist ein Wert von 7,4 normal. Diese pH – Werte müssen möglichst konstant gehalten werden, da ansonsten normale Zellfunktionen gestört werden. Beispielsweise sind viele Enzyme pH –

abhängig und Proteine neigen dazu bei suboptimalen Bedingungen zu denaturieren.

In der Zelle wird durch aeroben Stoffwechsel Kohlendioxid produziert, durch anaeroben beispielsweise Milchsäure. Dadurch wird die Zelle angesäuert und muss vorwiegend über den Na+/H+ – Antiporter einen Ausgleich schaffen. Der Antiporter ist ein sekundär aktiver Transporter, der Na+ in die Zelle und H+ aus der Zelle hinaus schleust, wobei er von der Aktivität der ATP – verbrauchenden Na+/K+ – Pumpe abhängig ist. Die Pumpe erzeugt ein Konzentrationsgefälle, wodurch der Antiporter Na+ entlang dieses Gefälles in die Zelle schaffen kann.

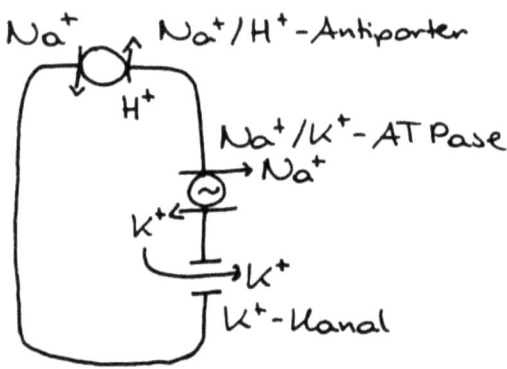

Der Antiporter wird durch Ansäuerung stimuliert, durch Alkalisierung inhibiert. Weiters beeinflusst ihn der extrazelluläre pH – Wert: bei einer Acidose werden weniger Protonen aus der Zelle transportiert, bei einer Alkalose vermehrt.

# 7. Informationsvermittlung und Signalverarbeitung

Da jede Zelle Teil eines Gewebes und somit auch eines Organs und schlussendlich auch eines Organismus ist, muss sie ihre Funktion auf den Zustand dieses Organismus anpassen. Daher erhält jede Zelle Signale vom restlichen Körper, welche durch chemische Interaktionen und Reaktionen eine Änderung des Ausgangszustands der Zelle bewirken. Die Signalstoffe, sogenannte Liganden, können Hormone, Transmitter oder parakrin – wirkende Stoffe sein. Nahezu in allen Fällen beginnt die Signalübertragung damit, dass ein Ligand an seinen Rezeptor nach dem Schlüssel – und – Schloss Prinzip bindet. Dadurch wird selektives Ansteuern gewisser Zellen möglich, da ein Signal nur empfangen werden kann, wenn die Zelle den passenden Rezeptor hat.

Rezeptoren sind prinzipiell Proteine mit Bindungsstellen, welche sehr selektiv sind. In einer idealisierten Vorstellung binden sie nur einen Stoff, jedoch ist es häufig der Fall, dass ein Ligand mehrere Rezeptoren hat und dass ein Rezeptor eine kleine Auswahl ähnlicher Moleküle binden kann. Dadurch kann ein Molekül an verschiedenen Zellen unterschiedliche Effekte auslösen und der Körper benötigt nicht für jeden Effekt einen anderen Liganden. Was die Rezeptoren angeht, so kann der Körper durch unterschiedliche Liganden am selben Rezeptor unterschiedliche Effekte auslösen, wodurch er wiederum nicht so viele Rezeptoren benötigt.

Rezeptoren können entweder direkt auf der Membran sitzen, oder sich im Cytoplasma beziehungsweise direkt im Kern befinden. Hydrophile Botenstoffe binden an Rezeptoren an der Membranwand, lipophile können durch die Zellmembran diffundieren und binden dann im Zellinneren an ihren Rezeptor.

Die Bindung des Botenstoffs an den Rezeptor löst in vielen Fällen eine Konformationsänderung des Rezeptors und infolgedessen eine Kaskade an chemischen Reaktionen in der Zelle aus. Durch die Vielzahl an beteiligten Molekülen können Regulationsmechanismen an mehreren Stellen angreifen und den Effekt des Liganden mindern oder fördern. Dieses Prinzip macht sich vor allem die Pharmakologie zu nutze.

Dadurch, dass ein Ligand durch Bindung an unterschiedliche Rezeptoren in unterschiedlichen Zelltypen zu verschiedenen Reaktionskaskaden führt, muss die Wirkung jedes einzelnen Liganden auf die unterschiedlichen Zellen auswendig gelernt werden. Jedoch sind die Moleküle der Kaskaden oft gleich, wodurch man anhand dieser Moleküle voraussagen kann, was als nächstes passieren wird.

## 7.1. Membranrezeptoren

Die meisten membranständigen Rezeptoren sind G – Protein – gekoppelte Rezeptoren, wodurch sie zu den bedeutendsten Strukturen im Körper gehören. Es gibt hunderte bis über Tausend verschiedene G – Protein – gekoppelte Rezeptoren (abhängig von der Spezies), jedoch haben sie alle denselben Aufbau. Sie alle sind integrale Membranproteine, die aus einer einzigen Polypeptidkette bestehen, welche sich 7 Mal durch die Membran zieht. Ihren Namen verdanken sie dem Fakt, dass sie ein sogenanntes G – Protein, eine Guanosintriphosphatase (GTPase), binden. Die Aufgabe einer GTPase ist die Spaltung von GTP (Guanosintriphosphat) in GDP (Guanosindiphosphat).

Es gibt verschiedene G – Proteine, wobei G – Protein – gekoppelte Rezeptoren vor allem an einen Typ binden, welcher aus 3 Untereinheiten besteht und somit ein Trimer darstellt. Dieses G – Protein ist durch lipophile Molekülketten in der Plasmamembran verankert und hat einen „angeschalteten" und einen „ausgeschalteten" Zustand.

Im ausgeschalteten Zustand ist an die $\alpha$ - Untereinheit GDP gebunden. Sobald ein Ligand an den Rezeptor andockt, ändert sich die Konformation des Rezeptors und er bindet intrazellulär an das G – Protein. Dadurch löst sich die $\alpha$ - von der $\beta$ - und der $\gamma$ - Untereinheit und kann das GDP freigeben, wodurch sie eine Bindungsstelle für GTP hat.

Die Bindung zwischen Rezeptor und G – Protein ist nur sehr kurz, sobald das G – Protein aktiviert wurde, kehrt der Rezeptor wieder in seine Ausgangskonformation zurück.

GTP wird anschließend von der α - Untereinheit wieder in GDP und ein Phosphat gespalten, wodurch sie genügend Energie hat, um Enzyme oder Ionenkanäle zu aktivieren oder zu hemmen. Das Phosphat wird abgespalten und liegt frei im Cytoplasma, das GDP bleibt an die α - Untereinheit gebunden. So kehrt das G – Protein in seinen Ausgangszustand zurück und wartet auf die nächste Aktivierung durch den Rezeptor.

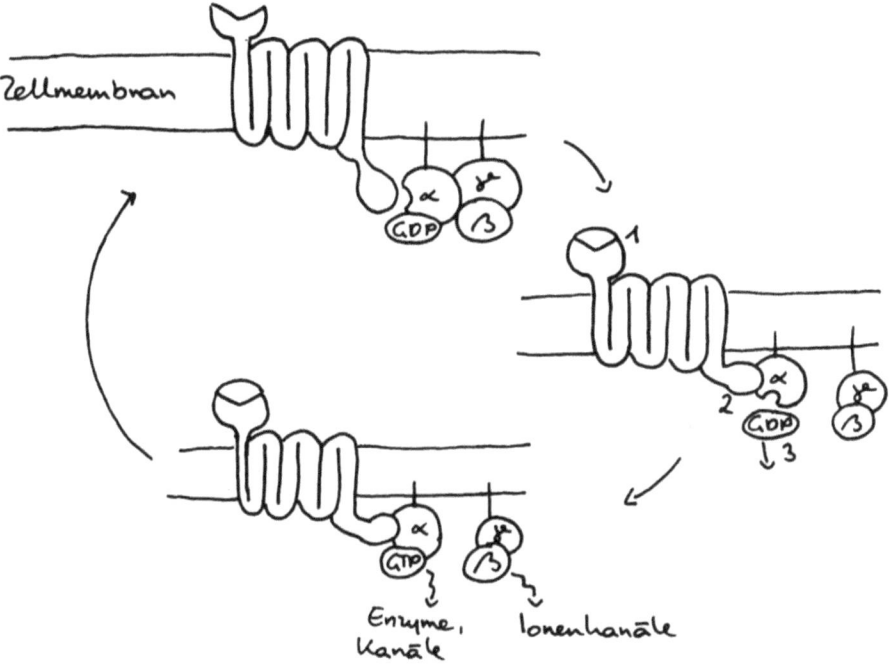

Die Untereinheiten β und γ wirken nicht nur inhibitorisch auf die α - Untereinheit, sondern aktivieren bzw. deaktivieren selbst Ionenkanäle.

Da der Ligand ebenfalls ständig zwischen an seinem membranständigen Rezeptor gebunden und frei wechselt bis er inaktiviert wird, kann ein G - Protein mehrmals hintereinander aktiviert werden.

An membranständige Rezeptoren binden hydrophile Botenstoffe, da sie nicht durch die Zellmembran diffundieren können. Sie werden auch als First Messenger bezeichnet und bewirken eine Konformationsänderung des Rezeptors. Entweder öffnet oder schließt sich dadurch ein Kanal oder es kommt zur Aktivierung eines G – Proteins und somit zur Bildung oder Freisetzung eines zweiten Botenstoffs (Second Messenger) in der Zelle, welcher dann eine Zellantwort auslöst. Der Second Messenger ist ein Ion oder Molekül, welches die Information über die Rezeptoraktivierung im Zellinneren vermittelt. Obwohl es eine große Anzahl verschiedener G – Protein – gekoppelter Rezeptoren gibt, existieren im Grunde nur 3 Second Messenger – Systeme: cAMP, cGMP und $Ca^{2+}$ - Ionen.

*cAMP – Weg:*

Der First Messenger bindet an den Rezeptor, darauf wird ein GTP – bindendes Protein (G – Protein) auf der anderen Seite der Membran aktiviert, wobei wenige Rezeptoren ausreichen, um eine sehr große Anzahl an G – Proteinen zu aktivieren. Das G – Protein stimuliert seinerseits die Adenylatcyclase, ein Enzym, das aus ATP cAMP macht. Daraufhin wird cAMP meistens das Enzym Proteinkinase A aktivieren, wodurch Proteine phosphoryliert werden (Kanäle oder andere Enzyme).

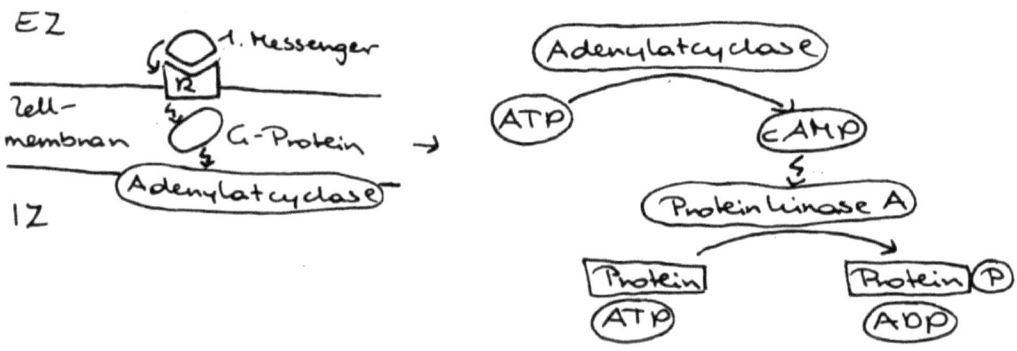

Bei manchen Rezeptoren wird kein aktivierendes, sondern ein inhibitorisches G – Protein aktiviert, wodurch genau das Gegenteil passiert und die cAMP – Produktion in der Zelle abnimmt.

*cGMP – Weg:*

Der First Messenger bindet an den Rezeptor in der Zellmembran, dadurch wird die membranständige Guanylatcyclase aktiviert. Diese bildet aus GTP cGMP, welches 3 Möglichkeiten hat. Zum einen kann es Proteinkinasen aktivieren, die dann Proteine phosphorylieren. Weiters kann es Phosphodiesterasen, die cAMP abbauen, entweder hemmen oder aktivieren oder es beeinflusst direkt die Aktivität von Ionenkanälen.

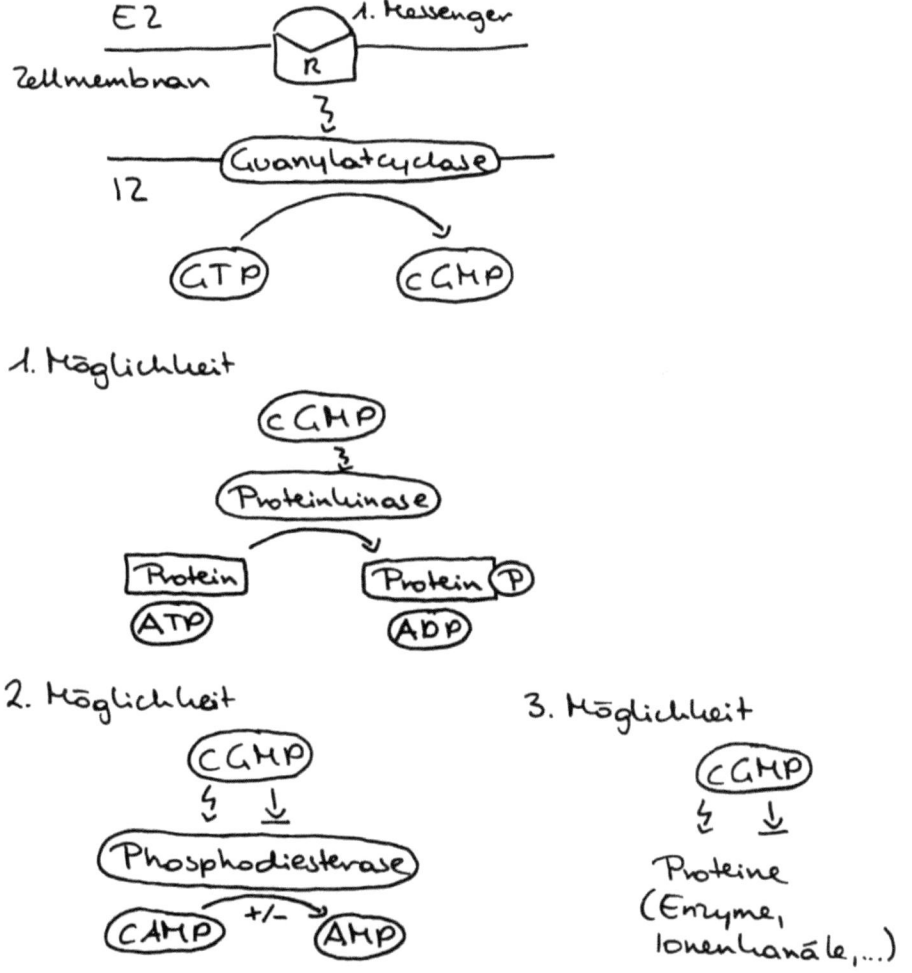

*Ca²⁺ – Weg:*

Ca$^{2+}$ dockt an seinen Rezeptor in der Zellmembran an, aktiviert so ein G – Protein, welches die Phospholipase C aktiviert. Die Phospholipase C baut bestimmte Phospholipide in der Zellmembran ab, wodurch ein Phosphatzucker, das IP$_3$ (Inositol – (1,4,5) – trisphosphat) frei wird. IP$_3$ öffnet Ca$^{2+}$ – Kanäle im Endoplasmatischem Retikulum, wodurch der Ca$^{2+}$ – Speicher entleert wird und die Ca$^{2+}$ – Kanäle in der Zellmembran geöffnet werden. Die normalerweise sehr niedrige Ca$^{2+}$ – Konzentration in der Zelle schnellt in die Höhe.

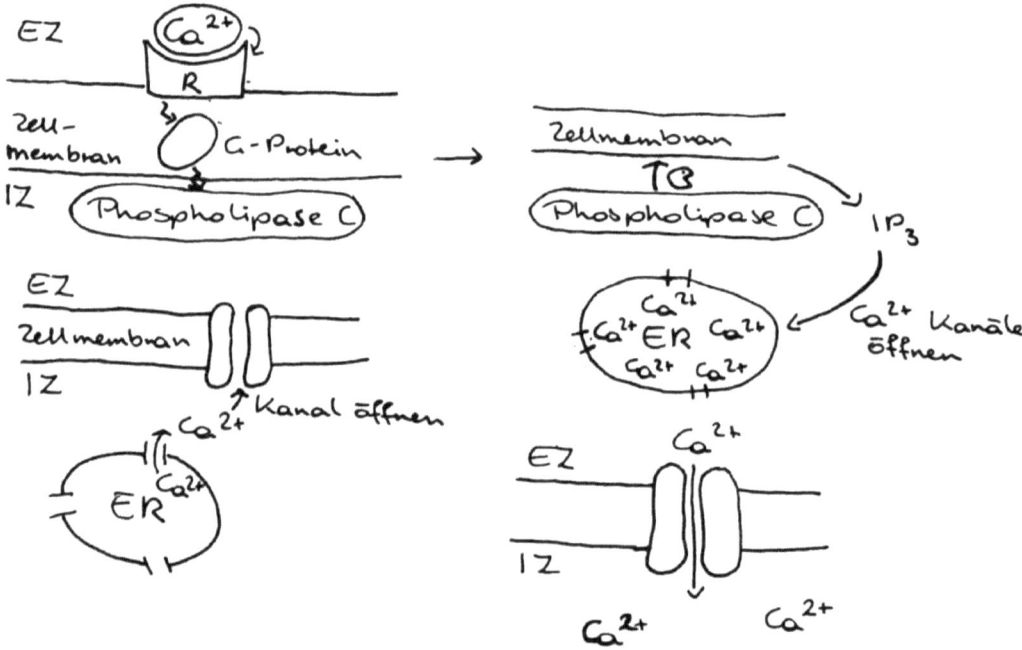

Als „Nebenprodukt" wird beim Phospholipidabbau neben IP$_3$ auch noch Diacylglycerol (DAG) frei, welches zusammen mit Ca$^{2+}$ die Proteinkinase C aktivieren kann, wodurch Proteine phosphoryliert werden, die dann die zelluläre Antwort bilden.

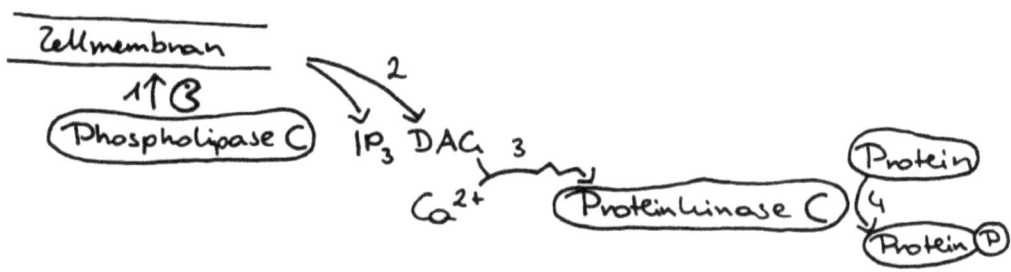

Weiters gibt es in Zellen das $Ca^{2+}$ – abhängige Protein Calmodulin, dass ebenfalls die Wirkung vieler Enzyme verändert.

## 7.2. Cytoplasmatische Rezeptoren

Lipophile Botenstoffe, wie beispielsweise Steroidhormone, können durch die Zellmembran diffundieren und binden intrazellulär an ihre Rezeptoren, entweder im Cytoplasma oder direkt im Kern. Alle cytoplasmatischen Rezeptoren sind Transkriptionsfaktoren, was bedeutet, dass sie die Transkription bestimmter Gene auslösen oder hemmen können. Dafür haben sie eine sogenannte DNA – Domäne, also eine Bindungsstelle für eine bestimmte DNA – Sequenz. Diese Sequenz liegt unmittelbar vor dem Gen, welches in seiner Transkription aktiviert oder gehemmt werden soll.

Durch die Bindung des Liganden verändert sich die Konformation des Rezeptors, wodurch er die Fähigkeit erhält an seine DNA – Stelle zu binden. Der Rezeptor – Ligand – Komplex wandert dann zum passenden Gen und bindet an die DNA. Sofern es sich um die Aktivierung der Genexpression handelt, kann anschließend die RNA – Polymerase an den Rezeptor – Ligand – Komplex binden und die Transkription des Gens in eine mRNA durchführen, welche aus dem Zellkern ins Cytoplasma an die Ribosomen wandert. Dadurch werden schlussendlich Proteine synthetisiert, welche dann die Zellantwort darstellen.

Im Falle eines inhibierenden Komplexes wird die Bindung der Polymerase verhindert.

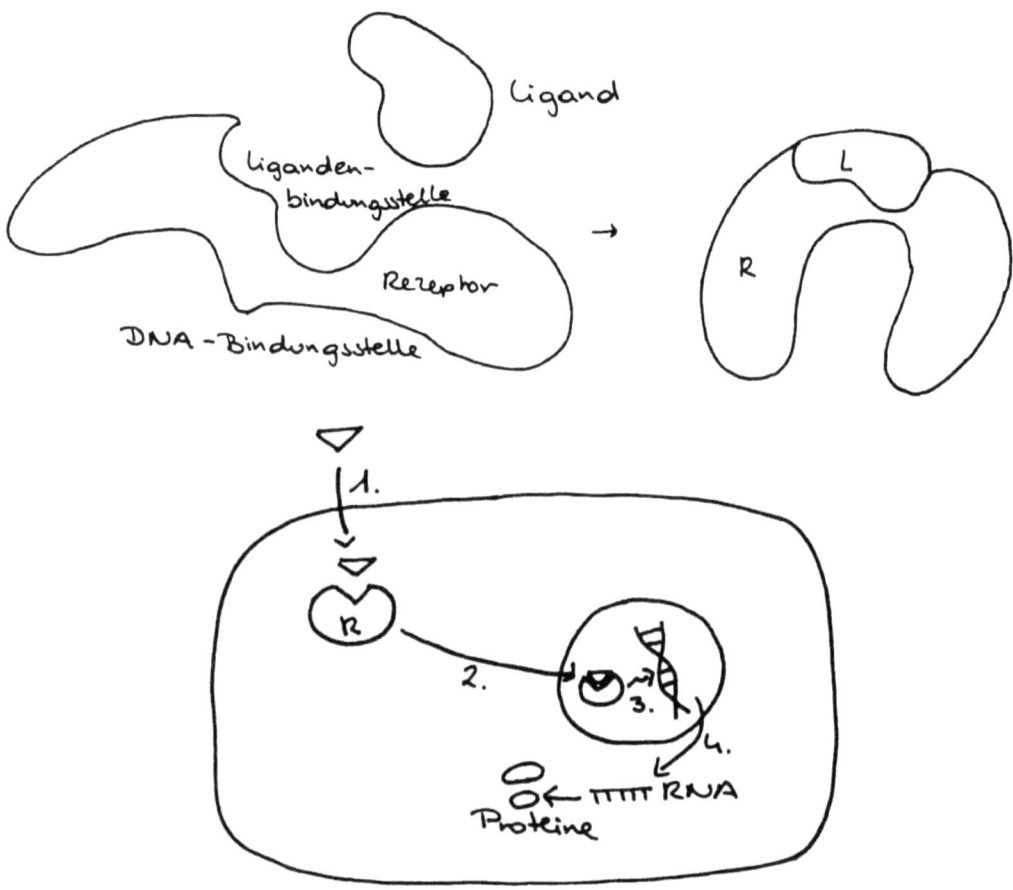

Da der Rezeptor – Ligand – Komplex selbst sich in der Zelle befindet und eine zelluläre Antwort, nämlich die Bildung eines Proteins, auslöst, wird kein Second Messenger benötigt, wie bei der Signalübertragung mittels membranständigem Rezeptor.

Im Grunde sind die Antworten beim „Andocken" an einen cytoplasmatischen Rezeptor aber sehr langsam. Es vergehen Stunden bis Tage bis zur Antwort, dafür hält der Effekt aber auch lange an.

Eine Ausnahme bildet der wichtige Neurotransmitter NO (Stickstoffmonoxid): Es kann als Gas leicht in die Zelle diffundieren, bindet an das Enzym Guanylatcyclase, welches cGMP als Second Messenger bildet. Somit wirkt es schnell, jedoch nicht allzu lange.

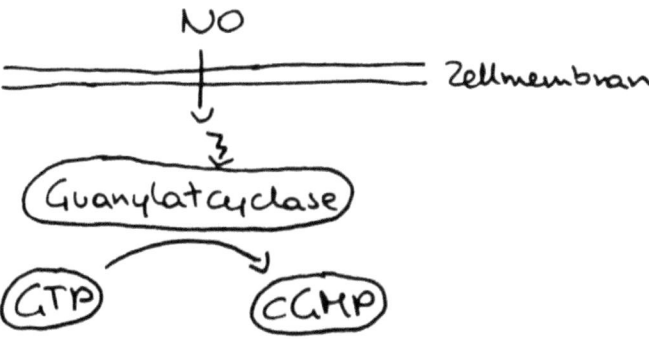

Zellen können sich selbst mehr oder weniger sensitiv für einen Liganden machen, indem sie ihre Anzahl an Rezeptoren variieren. Diese Regulation findet vor allem bei den membranständigen Rezeptoren statt. Eine andauernde hohe Konzentration des Liganden veranlasst die Zelle dazu Rezeptoren durch Endocytose einzuziehen und mit einem Lysosom zu einem Endolysosom verschmelzen zu lassen, um sie zu verdauen. Dieser Prozess wird Downregulation genannt. Wenn die Zelle nur sehr wenige Signale empfängt, steigert sie ihre Sensitivität für den Liganden durch Upregulation des Rezeptors und bildet vermehrt Rezeptoren von diesem Typ, um das schwache Signal ausreichend empfangen zu können und mit üblicher Stärke darauf zu reagieren.

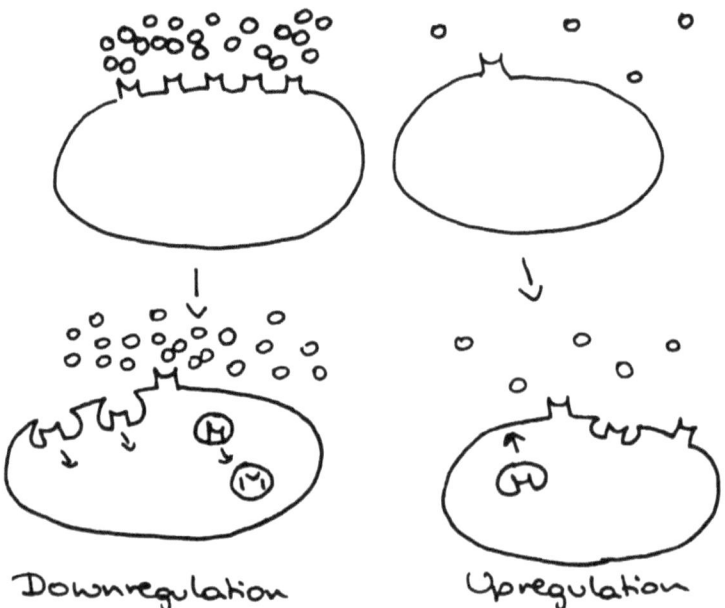

Eine weitere Möglichkeit ist die chemische Veränderung der vorhandenen Rezeptoren, beispielsweise durch Phosphorylierung. Diese Veränderung kann in Abhängigkeit des Rezeptortyps die Affinität für den Liganden erhöhen oder vermindern.

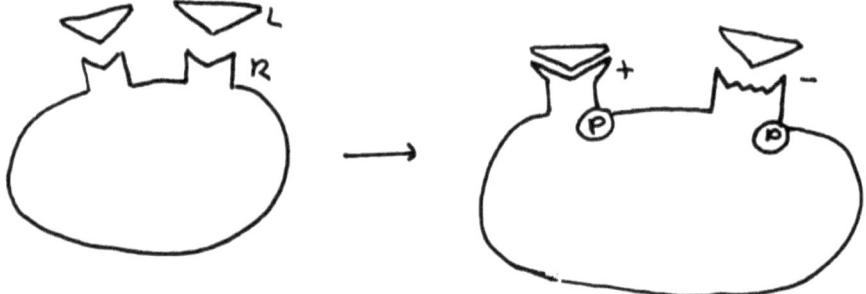

Cytoplasmatische Rezeptoren scheinen im Allgemeinen weniger einer Kurzzeitregulation zu unterliegen, allerdings müssen einige davon ständig neu synthetisiert werden, da sie proteolytischem Abbau unterliegen.

## 8. Zellzyklus und Apoptose

Die Zelle entsteht durch eine mitotische Zellteilung und tritt in die G1 Phase (G = Gap) ein, wo sie wächst und ihren Aufgaben nachgeht. Dann tritt sie in die S – Phase (S = Synthese) ein, in der sie DNA repliziert wird. Direkt danach kommt die nur kurze G2 – Phase, in der sich die Zelle auf die Mitose vorbereitet. Anschließend tritt die Zelle in die M – Phase (Mitose) ein und teilt sich in 2 Zellen.

Wenn irgendetwas in einer Zelle nicht stimmt, wird der programmierte Zelltod, die Apoptose eingeleitet. Es geht immer nur eine Zelle eines ansonsten gesunden Gewebes in Apoptose. Bei der Nekrose ist in der Regel mehr als nur eine Zelle betroffen, es können auch große Teile eines Organs absterben.

## Literatur

Cunningham, James G.; Klein, Bradley G: *Textbook of veterinary physiology*. 4. Auflage. Missouri: Saunders Elsevier, 2007.

Engelhardt, Wolfgang von; Breves, Gerhard (Hg): *Physiologie der Haustiere*. 2., völlig neu bearbeitete Auflage. Stuttgart: Enke Verlag, 2005.

Silbernagl, Stefan; Despopoulos, Agamemmnon: *Taschenatlas der Physiologie*. 4., überarbeitete Auflage. Stuttgart/New York: Georg Thieme Verlag, 1991.

Websites:
www.gdch.de [Stand 2016]

http://salerno.uni-muenster.de [Stand 2012]

www.tk.de/rochelexikon/ [Stand 2016]

**verglichen mit den aktuellen Vorlesungsunterlagen der Physiologie und der Zellbiologie**

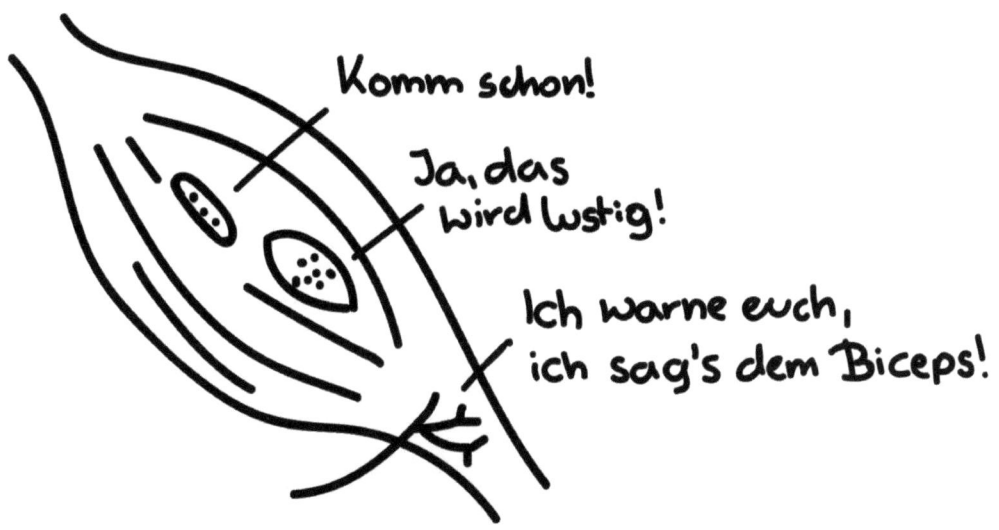

# Quergestreifte Skelettmuskulatur

Es gibt insgesamt 3 verschiedene Muskeltypen: die quergestreifte Skelettmuskulatur, welche über 40% der Körpermasse ausmacht, für bewusste Bewegungen verantwortlich ist und Wärme durch Kältezittern erzeugen kann, die Herzmuskulatur, welche die Grundmasse des Herzens bildet und somit den Blutstrom im Kreislaufsystem aufrecht erhält und etwa 1 – 2 % der Körpermasse ausmacht, und die glatte Muskulatur, welche sich auf ca 10% der Körpermasse beläuft und für Materialbewegung in und aus, bzw. innerhalb des Körpers verantwortlich ist.

## 1. Aufbau der Skelettmuskulatur

Für jede Bewegung des Körpers wird die Skelettmuskulatur benötigt, welche aus den Muskeln selbst und ihren Ursprungs – und Ansatzsehnen besteht, durch welche die Kontraktionskraft auf die Knochen übertragen wird, woraufhin ein Gelenk gebeugt wird. Für jedes Gelenk kann man Flexoren von Extensoren unterscheiden. Flexoren beugen ein Gelenk, während Extensoren dasselbe Gelenk strecken. Dies macht die beiden zu Antagonisten. Auf einen Reiz hin kann ein Muskel sich nur verkürzen, gestreckt wird er durch die Arbeit seines Antagonisten. Wenn also die Flexoren eines Gelenks kontrahieren, werden die Extensoren passiv gedehnt und umgekehrt.

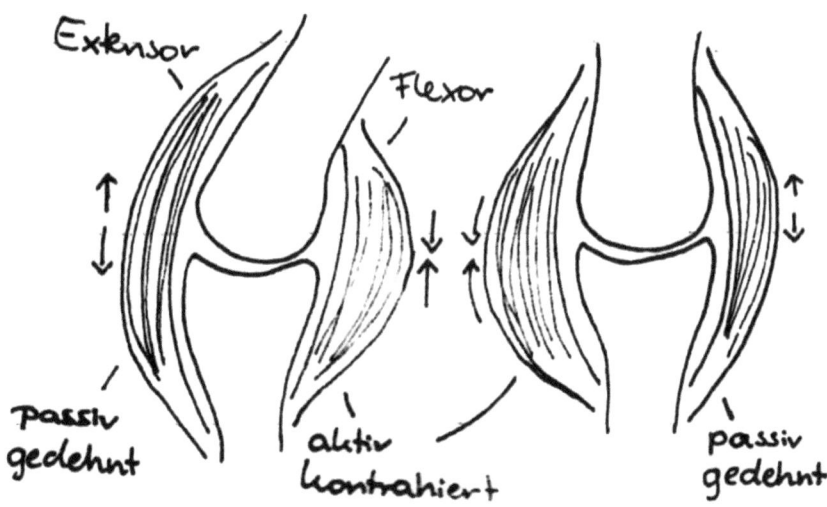

Der einzelne Skelettmuskel ist aus einer Ansammlung aus Muskelfaserbündel aufgebaut, welche aus Muskelfasern bestehen, welche wiederum eine Verschmelzung embryonaler Myoblasten darstellen. Eine Muskelfaser hat viele randständige Kerne, sowie viele Mitochondrien, ist 10 – 100 µm dick, bis zu 20 cm lang und vom Sarkolemm, der Muskelzellmembran, umhüllt. Im Sarkoplasma, dem Cytoplasma der Muskelfaser, liegen hunderte bis tausende für die Kontraktionen zuständigen Myofibrillen, welche aus insgesamt bis zu zehntausenden Sarkomeren bestehen.

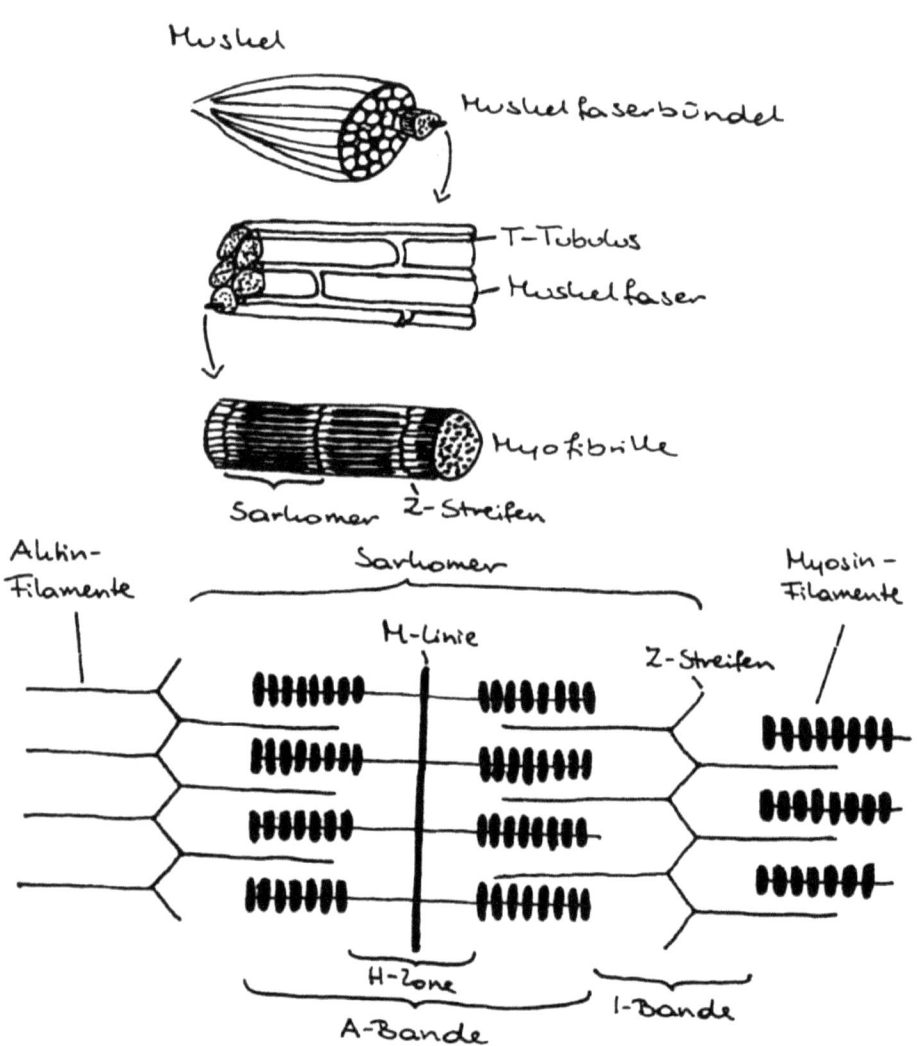

Jedes Sarkomer reicht von einer Z – Scheibe zur nächsten und besteht aus unterschiedlichen Proteinen. An den Z – Scheiben befestigt befinden sich mehrere „dünne Filamente", welche jeweils aus 2 Aktinketten, 2 Tropomyosinsträngen und mehreren Troponinmolekülen bestehen. Aktin ist in seiner ursprünglichen Form ein globuläres Protein (G – Aktin), welches sich zu filamentärem Aktin (F – Aktin), also Aktinketten, zusammenlagert. Je 2 dieser Aktinketten winden sich gemeinsam mit 2 Tropomyosinsträngen helikal umeinander und bilden ein dünnes Filament. An das Sperrprotein Tropomyosin sind in bestimmten Abständen die Troponinmoleküle als Regulatorproteine angelagert, welche eine Bindungsstelle für $Ca^{2+}$ aufweisen.

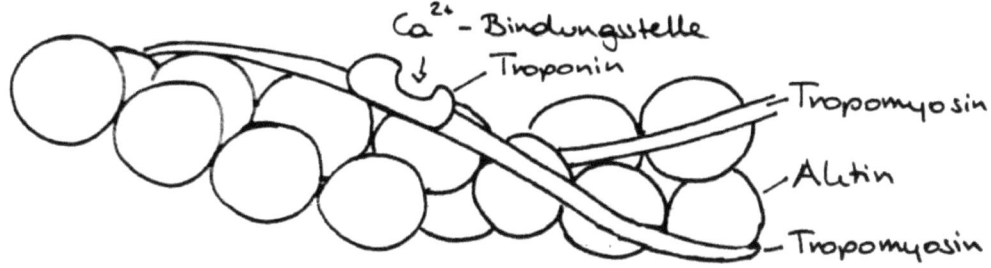

Zwischen den dünnen Filamenten, in der Mitte des Sarkomers, liegen dicke Filamente, welche aus Myosin aufgebaut sind und mit Aktin in Verbindung stehen können. Myosinproteine bestehen aus umeinander gewundenen Schwänzen und je 2 Köpfen, welche sowohl für Aktin als auch für ATP eine Bindungsstelle haben.

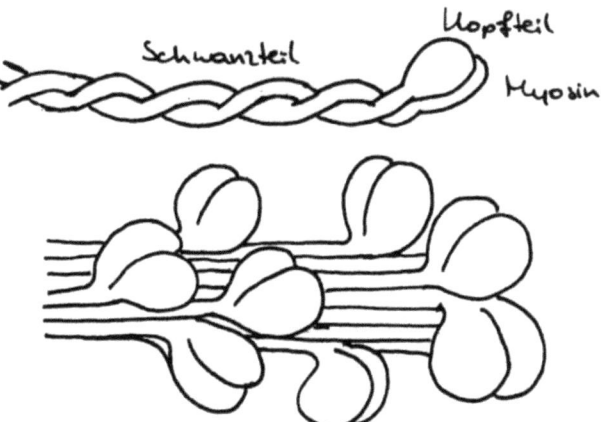

Um die Myofibrillen einer Muskelfaser ist das Sarkoplasmatische Retikulum angeordnet, welches dem glatten Endoplasmatischen Retikulum entspricht und einen intrazellulären Speicher für $Ca^{2+}$ darstellt. Da es längs der Myofibrillen angeordnet ist, spricht man vom longitudinalen Tubulussystem oder L – System.

Die Muskelfaser ist vom Sarkolemm umgeben, welches jedoch nicht nur die Faser als Ganzes umhüllt, sondern auch ein System aus kleinen Röhren in die Tiefe zwischen die Myofibrillen und ringförmig um sie herum bildet. Durch die Ringe werden stets 2 benachbarte Sarkoplasmatische Retikula getrennt. Dieses Netzwerk des Sarkolemms wird als das transversale Tubulussystem oder T – System bezeichnet und ist mit extrazellulärer Flüssigkeit gefüllt.

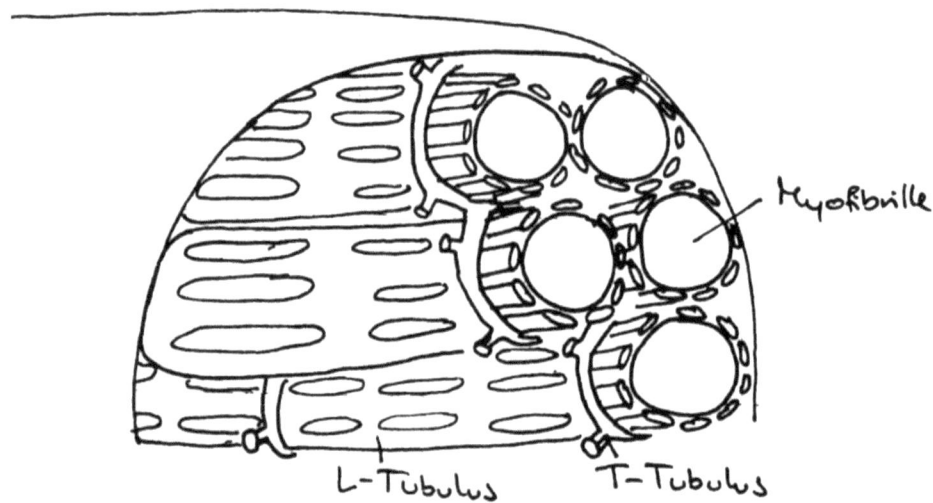

Zusätzlich befinden sich vor allem jede Menge Mitochondrien in den Muskelfasern, welche für die Energiebereitstellung im Muskel sorgen.

## 2. Muskelkontraktion

Ein Skelettmuskel besteht aus vielen motorischen Einheiten (Multi unit Typ), wobei eine motorische Einheit als kleinste funktionelle Einheit im motorischen System darstellt. Sie besteht aus einem α - Motoneuron, welches seinen Zellkern im Ventralhorn des Rückenmarks hat, seinem Axon mit der neuromuskulären Synapse, oft auch als motorische Endplatte bezeichnet, und der von ihr innervierten Muskelfasern. Je Muskelfaser existiert eine motorische Endplatte.

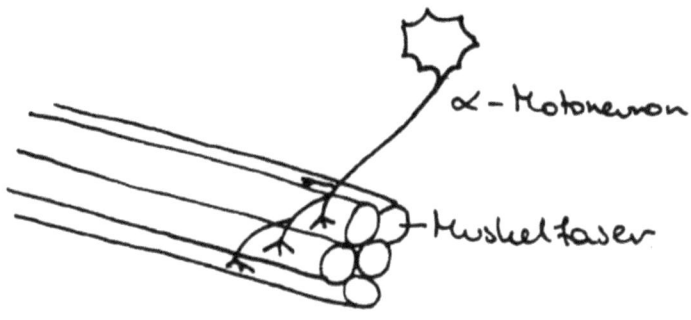

## 2.1. Erregungsübertragung an der neuromuskulären Synapse

Das Axon des α - Motoneurons verliert in der Nähe der zu innervierenden Muskelfasern seine Myelinscheide und verzweigt sich in Kollateralen, um mehrere Muskelfasern innervieren zu können. Das Sarkolemm der Muskelfasern bildet in Falten gelegte Vertiefungen um die synaptischen Boutons, um eine Oberflächenvergrößerung zu erwirken. Je mehr Oberfläche vorhanden ist, desto mehr Rezeptoren können an der postsynaptischen Membran platziert werden.

Grundlage für eine Erregungsübertragung von dem Neuron auf die Muskelfaser, ist das in der Muskelfaser herrschende Ruhemembranpotential, wodurch die Zelle intrazellulär über eine gegenüber dem Exrazellularraum negative Spannung verfügt.

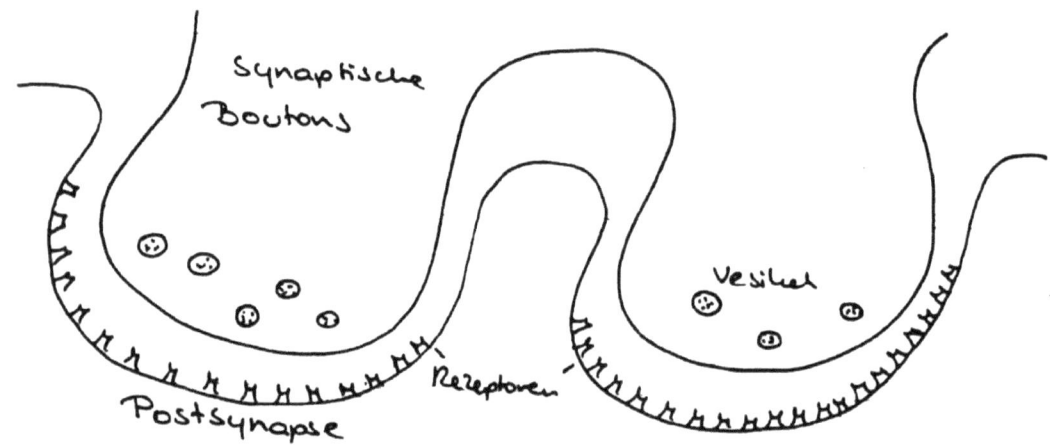

Bei einer einkommenden Erregung werden spannungsgesteuerte $Ca^{2+}$ – Kanäle in der Präsynapse geöffnet, wodurch Calcium entlang des chemischen Gradienten in das Neuron einströmt. In der Zelle bewirkt Calcium, dass die mit Acetylcholin als Transmitter gefüllten Vesikel zur präsynaptischen Membran wandern, mit ihr verschmelzen und Acetylcholin in den synaptischen Spalt freisetzen. Die postsynaptische Membran besitzt in sehr großer Dichte nicotinerge Acetylcholin – Rezeptoren, welche ligandengesteuerte Kationenkanäle darstellen. Dockt also Acetylcholin an, öffnen sich die Kationenkanäle, $Na^+$ strömt ein und gleichzeitig $K^+$ aus, beide entsprechend ihrer elektrochemischen Gradienten. Durch den ungleich stärkeren chemischen Gradienten für Natrium strömen natürlich viel mehr $Na^+$ – Ionen ein als $K^+$ - Ionen aus, wodurch ein Endplattenpotential (EPP) entsteht. Durch weitere $Na^+$ – Kanäle, welche spannungsgesteuert sind und durch das Endplattenpotential geöffnet werden, strömt nun genug $Na^+$ für ein Aktionspotential ein, welches entlang des Sarkolemms weitergeleitet wird, indem fortlaufend spannungsgesteuerte $Na^+$ - Kanäle geöffnet werden.

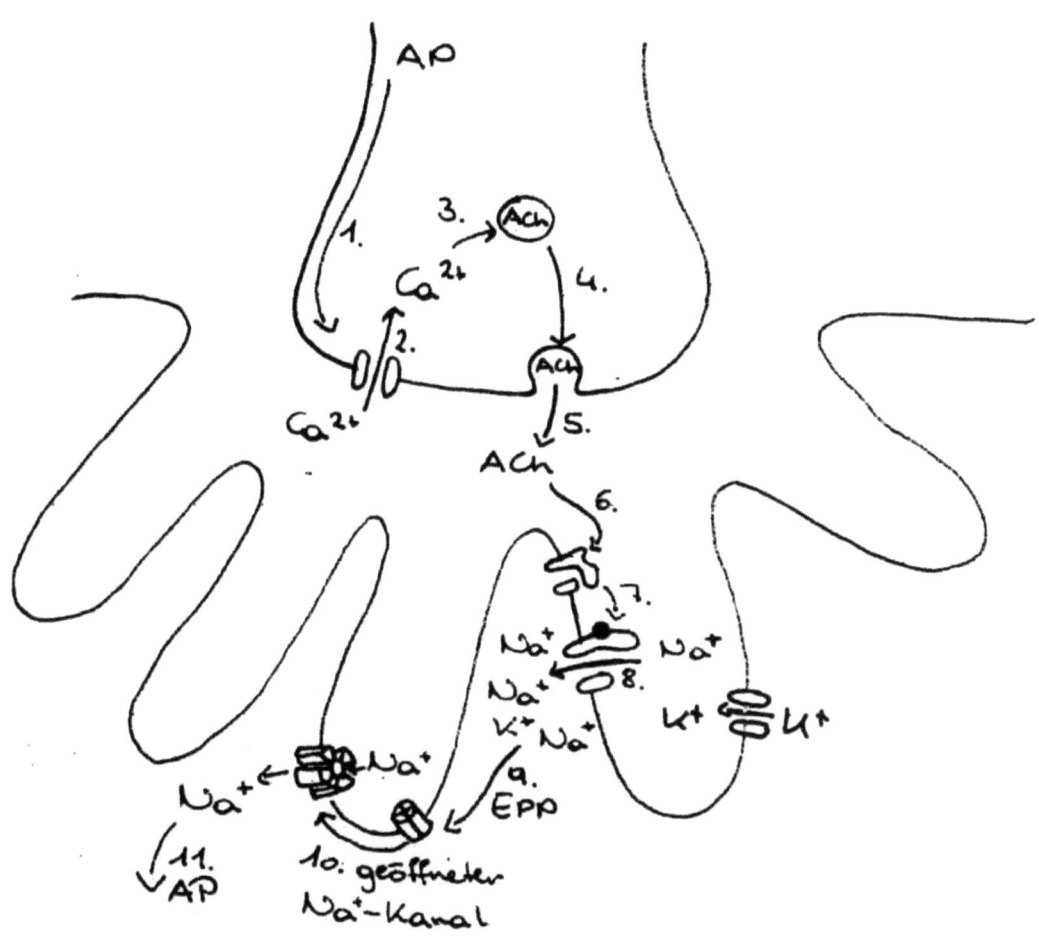

Im synaptischen Spalt wird Acetylcholin durch die Acetylcholinesterase gespalten oder durch Abdiffusion aus dem synaptischen Spalt gebracht, sodass die Wirkungsdauer nur begrenzt ist.

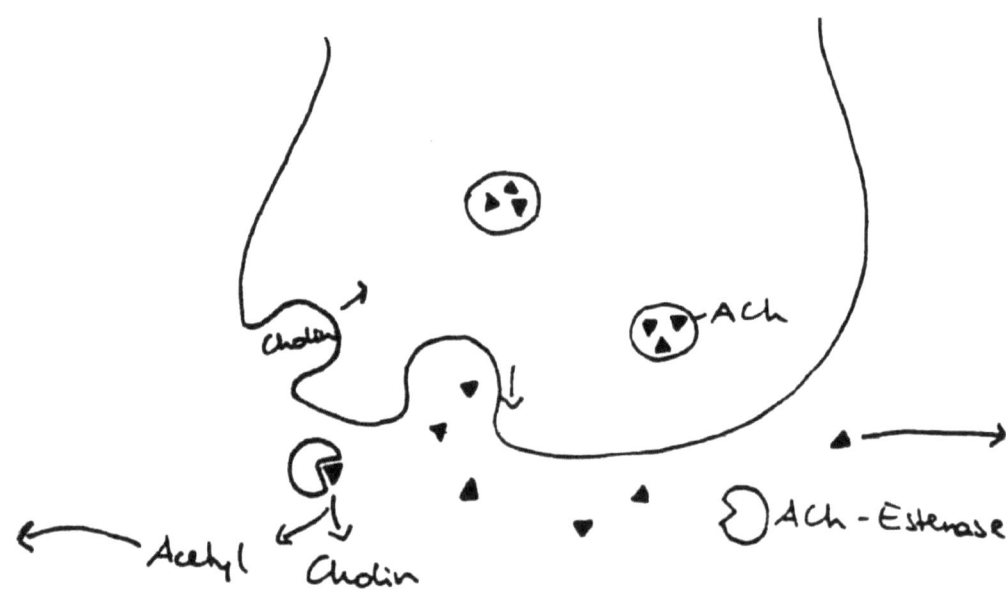

## 2.2. Vom Aktionspotential zur Kontraktion

Das Aktionspotential breitet sich entlang des Sarkolemms aus, welches sich immer wieder senkrecht zu den Muskelfasern einstülpt und somit das T – System (transversales Tubuli – System) bildet. Das für die Kontraktion wichtige $Ca^{2+}$ stammt aus dem Sarkoplasmatischen Retikulum, dem wichtigsten intrazellulären $Ca^{2+}$ –Speicher, welches ohne Verbindung zum Extra – oder Intrazellularraum längs der Myofibrillen angeordnet ist und somit als L – System (longitudinales Tubulus – System) bezeichnet wird. Das Sarkolemm stülpt sich immer zwischen 2 benachbarte L – Systeme ein, wodurch man die Enden der beiden longitudinalen Tubuli und den transversalen Tubulus als Triade bezeichnet.

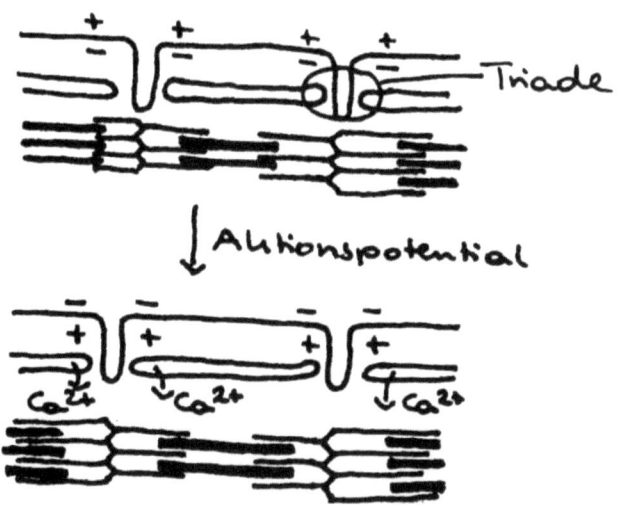

Das Aktionspotential kann durch das T – System leicht in die Tiefe der Muskelfaser gelangen und löst durch die Aktivierung der dort in die Membran eingebauten spannungsgesteuerten Dihydropyridinrezeptoren (DHP - Rezeptoren) die Öffnung der Calciumkanäle, der Ryanodinrezeptoren (RyR1 im Skelettmuskel, RyR2 im Herzmuskel), im L – System aus. Dadurch strömt Calcium entlang des elektrochemischen Gradienten aus dem Sarkoplasmatischen Retikulum in die Muskelfaser und steht den Myofibrillen für die Kontraktion zur Verfügung.

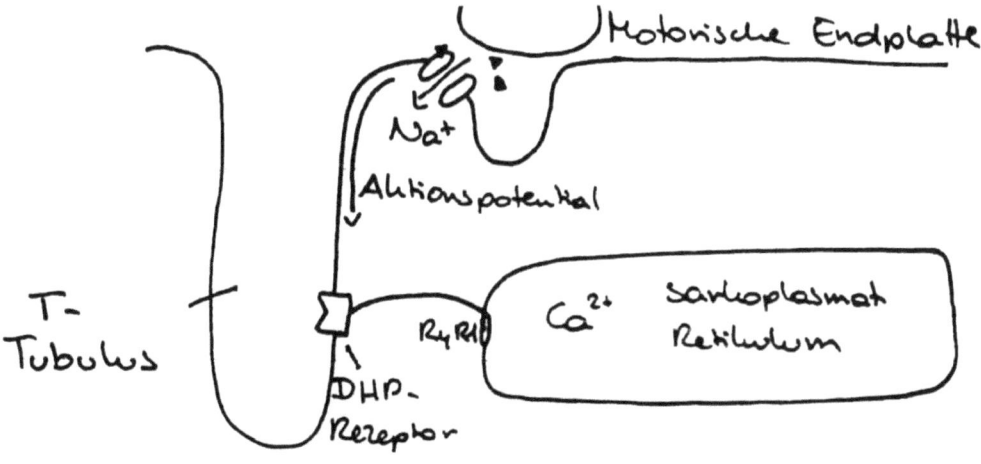

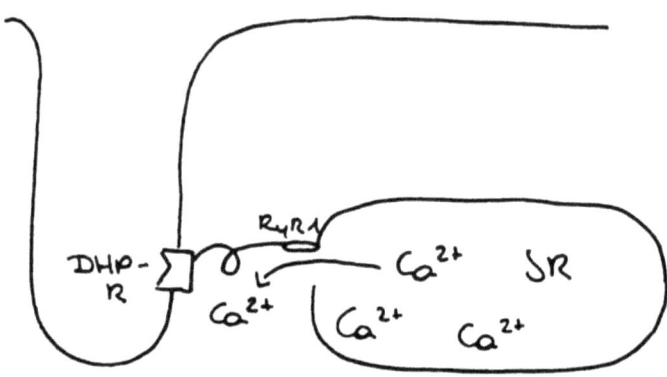

Bei einer Kontraktion werden die Filamente nicht verändert, sie verschieben sich nur gegeneinander, was die Verkürzung der Muskelfaser zur Folge hat. Diese Verschiebung bezeichnet man als die Filamentgleittheorie und hat als ihre Ursache den Querbrückenschlag.

Ein Querbrückenzyklus sieht wie folgt aus: Je 2 Myosinköpfchen umgreifen ein ATP, können aber nicht an Aktin binden, da Troponin die Myosinbindungsstelle blockiert. Die Köpfchen stehen in ihrer Ausgangsposition in einem 90° Winkel. Durch das Freisetzen des Calciums aus dem Sarkoplasmatischen Retikulum und das darauffolgende Andocken an Troponin, entfernt sich Tropomyosin – und somit auch Troponin – von der Myosinbindungsstelle. Die Myosinköpfchen können nun an das Aktin binden. Unter Beisein von Magnesium aktiviert Aktin die ATPase der Myosinköpfchen, sodass das gebundene ATP gespalten wird in ADP und einen Phosphatrest.

Zuerst löst sich der Phosphatrest, wodurch der „Kraftschlag" ausgelöst wird, die Myosinköpfchen kippen von 90° auf 50°. Dadurch wird das Aktinfilament gegen das Myosinfilament um ein Aktinmolekül verschoben. Anschließend wird das ADP abgelöst, was das Myosinköpfchen um weitere 5° umknicken lässt, es steht nun in einem Winkel von 45°. Durch neuerliches Andocken von ATP werden die Myosinköpfchen vom Aktin gelöst („Weichmacherwirkung" des ATP) und der

Zyklus beginnt von neuem, bis entweder das vorhandene ATP aufgebraucht ist (> Totenstarre, Rigor mortis) oder das Calcium wieder in das Sarkoplasmatische Retikulum aufgenommen wurde (normalerweise), sodass Troponin wieder die Myosinbindungsstelle des Aktins blockiert.

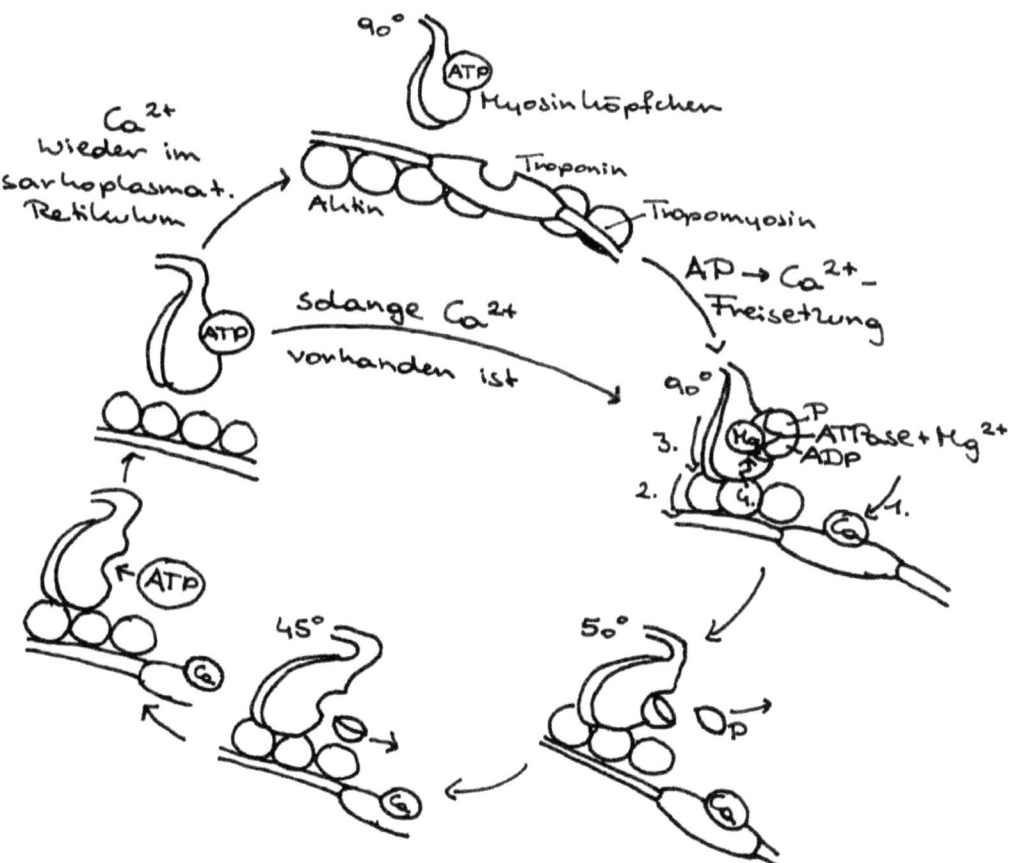

Der Rücktransport von $Ca^{2+}$ aus dem Intrazellularraum hinaus, zurück ins SR läuft verzögert ab und ca 10x langsamer als die Freisetzung. Vermittelt wird dieser Prozess am Sarkoplasmatischen Retikulum durch die $Ca^{2+}$ - ATPase. Durch den Konzentrationsanstieg wird vermehrt die cAMP – bzw. calmodulinabhängige Proteinkinase aktiviert. Ihre Aufgabe ist es Phospholamban, die inhibitorische

Untereinheit der Ca$^{2+}$ - ATPase, zu inaktivieren, wodurch die Ca$^{2+}$ - ATPase arbeiten kann.

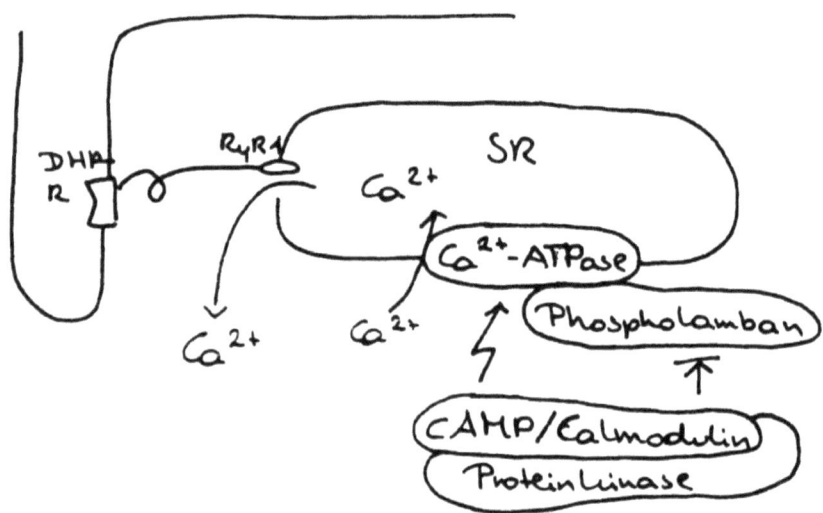

Wenn gleichzeitig keine Aktionspotentiale mehr ankommen, werden die Ryanodinrezeptoren geschlossen und Ca$^{2+}$ kann nicht mehr aus dem L – System. Dadurch sinkt die Konzentration der Calciumionen im Cytoplasma und Tropomyosin „rutscht" wieder in seine Ausgangslage, wodurch Troponin die Myosinbindungsstelle des Aktins blockiert und Myosin nicht mehr binden kann. Dies führt dazu, dass der Muskel erschlafft.

## 2.3. Elektromechanische Kopplung

Bei der Muskelkontraktion folgt auf einen elektrischen Reiz (Aktionspotential) ein mechanischer Vorgang (Muskelzuckung), die Kontraktion ist also nur eine Folge elektrischer Erregung. Pro Aktionspotential folgt eine Einzelzuckung, wobei die Geschwindigkeit des Spannungsaufbaus, die maximale Spannung und die Dauer einer Zuckung von der Art der Muskelfaser abhängig ist.

## 3. Energiequellen des Muskels

Da pro Querbrückenzyklus 1 ATP verbraucht wird und im Cytosol selbst der Vorrat für nur wenige Zuckungen ausreicht, benötigt der Muskel Mechanismen um neues ATP zu synthetisieren. Somit entsteht beim arbeitenden Muskel ein Fließgleichgewicht zwischen ATP – Spaltung und – Synthese, wodurch die Konzentration auch bei hoher Leistung kaum absinkt.

### 3.1. Kreatinphosphat

In allen Muskelfasern kann ATP aus Kreatinphosphat und ADP gebildet werden, was in der Lohmann – Reaktion dargestellt wird:

$$ADP + KP \Leftrightarrow ATP + Kreatin$$

Kreatinphosphat bildet die Energiereserve im Muskel und deckt den Bedarf an ATP, bis einer der anderen Wege ausreichend ATP erzeugen. Sobald der Muskel wieder ruht, wird die ursprüngliche Konzentration an Kreatinphosphat durch die Umkehr der Lohmann –Reaktion hergestellt.

### 3.2. aerobe Energiegewinnung

Aerob werden in roten Muskelfasern für die ATP – Synthese Glykosylreste aus Glykogen und Fettsäuren oxidativ phosphoryliert. Dieser Weg liefert sehr viel, dafür nur sehr langsam ATP (36 mol ATP/mol Glucose). An Endprodukten fallen Wasser, welches wiederverwertet wird, und Kohlendioxid, welches abgeatmet wird, an.

Eine Muskelfaser kann nur dann den aeroben Weg gehen, wenn genügend Mitochondrien vorhanden sind, die Durchblutung genügt und somit auch die Sauerstoffversorgung ausreicht.

### 3.3. anaerobe Glykolyse

Die anaerobe Glykolyse findet in den weißen Muskelfasern statt und liefert zwar sehr schnell ATP, doch nur mit geringer Ausbeute (2 mol ATP/mol Glucose). Als Endprodukt fällt Laktat an, welches zur Leber abtransportiert wird, wo es durch die Gluconeogenese wieder zu Glucose umgewandelt wird.

### 3.4. Muskelermüdung

Die Ermüdung der Muskulatur kann mehrere Ursachen haben. Generell unterscheidet man die zentrale von der peripheren Ermüdung. Die zentrale Ermüdung hat vermutlich psychische Effekte als Ursache, während die periphere Ermüdung an verschiedenen Stellen ablaufen kann.

Die erste Stelle wäre die motorische Endplatte, an der Acetylcholin als Transmitter freigesetzt wird. Zu Ermüdungserscheinungen kann es kommen, wenn die Acetylcholinspeicher aufgebraucht sind oder die nicotinergen Rezeptoren durch chemische Veränderungen an Sensitivität verlieren.

Eine weitere Möglichkeit ist, dass die Freisetzung von $Ca^{2+}$ aus dem Sarkoplasmatischen Retikulum oder die Wechselwirkung zwischen $Ca^{2+}$ und Troponin behindert wird. Mögliche Ursachen kann sein, dass durch anaerobe Glykolyse Laktat in so hoher Konzentration anfällt, dass der pH – Wert des Sarkoplasmas sinkt, bevor die Milchsäure in ausreichender Menge abtransportiert ist. Dadurch wird der Querbrückenzyklus gehemmt und gleichzeitig die Calcium – Freisetzung vermindert. Des Weiteren kann ein Mangel an Kreatinphosphat oder Glykogen herrschen.

Zeichen der Ermüdung sind eine Abnahme der Kontraktionskraft und eine Reduktion der Kontraktionsgeschwindigkeit. Sollte eine Ermüdung zentralnervös gesteuert sein, kommen Koordinationsstörungen hinzu.

### 3.5. Muskelkater (DOMS – delayed onset muscle soreness)

Als Muskelkater bezeichnet man Muskelschmerzen, die auf jeden Fall erst nach der Belastung auftreten, ihr Maximum auch erst nach 72 Stunden erreichen können und bis zu einer Woche andauern. Er setzt in den meisten Fällen nach Überbeanspruchung ein, vor allem nach exzentrischen Kontraktionen. Ursachen hierfür sind Mikrotraumen, also kleine Einrisse im Sarkomer, bevorzugt an den Z – Scheiben. Die Schmerzen entstehen bei der Autolyse der zerstörten Faserstrukturen, da hierbei Ödeme entstehen und Schmerzstoffe freigesetzt werden.

Die Abheilung der Mikrotraumen kann durch Dehnen und dynamische Arbeit beschleunigt werden, da somit die Durchblutung gefördert wird. Bleibende Schäden entstehen jedoch auf keinen Fall.

Muskelkater haben nichts – wie so oft behauptet – mit einer Übersäuerung durch Laktatansammlung zu tun.

## 4. Muskelfasertypen

Jeder Muskel besteht aus einer Mischung aus verschiedenen Fasertypen, die Mischung ist jedoch sowohl vom Muskel selbst, als auch vom Individuum, also seiner natürlichen Veranlagung, und seiner Trainingsart und dem Trainingszustand abhängig, da sich der Typus der Art der Beanspruchung anpasst.

Prinzipiell ergibt die Einteilung nach Kontraktionsgeschwindigkeit und Ermüdbarkeit 3 Typen:

### 1. Typ I (S - slow):

Zum Typ I werden langsam zuckende, ermüdungsresistente Muskelfasern gezählt, deren Stoffwechsel vorwiegend aerob abläuft. Dadurch besitzen sie viel Myoglobin, wodurch sie rot gefärbt sind, und viele Mitochondrien. Jede Muskelfaser wird von einigen Kapillaren umgeben, damit die Sauerstoffversorgung gedeckt wird. Durch die langsame Synthese von ATP bei aerober Glykolyse, kann dieser Typ nur langsam kontrahieren. Er ist daher auf Haltefunktionen (zB: Körperhaltung) spezialisiert. Der Typ I wird von leicht erregbaren α - Motoneuronen innerviert.

*2. Typ II A (FR – fast, resistant to fatigue):*

Diese Muskelfasern sind zwar ebenfalls rot, jedoch heller als der Typ I, und können neben der aeroben auch anaerobe Glykolyse zur Energiegewinnung nutzen. Sie sind zwar schnell, jedoch nicht so schnell wie der FF Typ, und ausdauernd, jedoch auch nicht im selben Maß wie die S – Einheiten. Sie werden zwar von mehreren Kapillaren umgeben, jedoch nicht so vielen wie S – Einheiten und können sich daher auch nicht ganz so lange Kontrahieren. Generell werden FR – Einheiten zum Gehen und Stehen verwendet. Diese Muskelfasern werden von mittelschnell erregbaren α - Motoneuronen innerviert.

*3. Typ IIB (FF – fast, fatigable):*

FF – Einheiten erscheinen durch den Mangel an Myoglobin sehr blass und werden auch nur von 1 – 2 Kapillaren umgeben, weshalb diese Muskelfasern auf anaerobe Glykolyse spezialisiert sind. Sie können dadurch sehr schnell ihre Kraft entfalten, ermüden jedoch auch dementsprechend schnell. Die dazugehörigen α - Motoneuronen sind nur schwer erregbar und benötigen somit einen starken Reiz.

## 5. Muskelmechanik

Die Kraftentwicklung in einem Sarkomer ist davon abhängig wie es in Ruhelage liegt. Bei kompletter Streckung ist keines der Myosinköpfe sofort in der Lage eine

Querbrücke mit einem Aktinfilament einzugehen, bei kompletter Kontraktion „stehen" die Myosinköpfchen an den Z – Scheiben „an". Somit ist in beiden Fällen keine Kraftentwicklung möglich (a). Optimal ist die Ruhelage (b), bei der sämtliche Myosinköpfchen an Aktin binden können, die Überlappung jedoch nicht weiter geht.

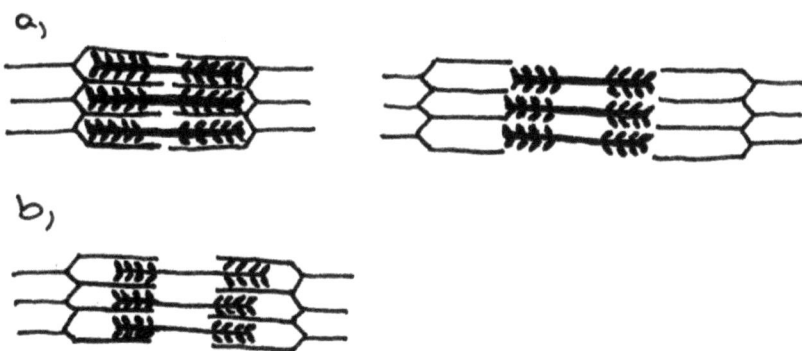

Muskulatur besteht jedoch nicht nur aus den kontraktilen Elementen, sondern auch aus elastischen Elementen, wie den Sehnen, welche die durch die Kontraktion entstehende Kraft auf das Skelett übertragen, wodurch Bewegungen erst möglich gemacht werden.

5.1. Isometrische Kontraktion
Bei der isometrischen Kontraktion verändert sich die Länge des Muskels nicht. Die Sarkomere verkürzen sich zwar, doch die Längenänderung wird von den elastischen Elementen (Sehnen, Z – Scheiben) des Muskels ausgeglichen.

5.2. Isotonische Kontraktion
Bei der isotonischen Kontraktion wird der Muskel verkürzt ohne die Spannung weiter zu steigern. Dabei werden die Sarkomere weiter verkürzt, die elastischen Elemente bleiben aber in ihrem Ausgangszustand, da sie bereits vorgedehnt sind.

### 5.3. Auxotonische Kontraktion

Im Organismus muss zuerst eine isometrische Kontraktion ablaufen bevor eine isotonische Kontraktion stattfinden kann. Bei jeder Muskelarbeit laufen beide Kontraktionen ab, wobei ihr Anteil an der Gesamtarbeit je nach Bewegungsablauf unterschiedlich ist. Diese Form der Kontraktionsfolge nennt man auxotonische Kontraktion.

## 6. Muskelspindeln und Sehnenorgane

Bewegungen sind im Endeffekt eine vom zentralen Nervensystem fein abgestimmte Komposition von Muskelzuckungen. Um diese Kontraktionen entsprechend steuern zu können, benötigt der Organismus 2 verschiedene Rezeptorsysteme: die Muskelspindeln und die Golgi – Sehnenorgane. Muskelspindeln sind parallel zu den Muskelfasern ausgerichtet und informieren über die Länge des Muskels, Golgi – Sehnenorgane sind in Serie geschalten und liefern Informationen über den Dehnungszustand der Sehnen.

### 6.1. Golgi - Sehnenorgane

Golgi – Sehnenorgane befinden sich am Übergang von Muskel zur Sehne in kleinen Kapseln und bestehen aus einigen miteinander verflochtenen Kollagenfasern und einem eingeflochtenen sensorischen Neuron.

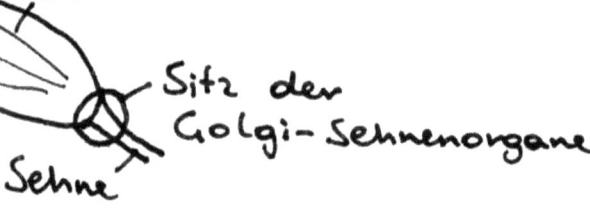

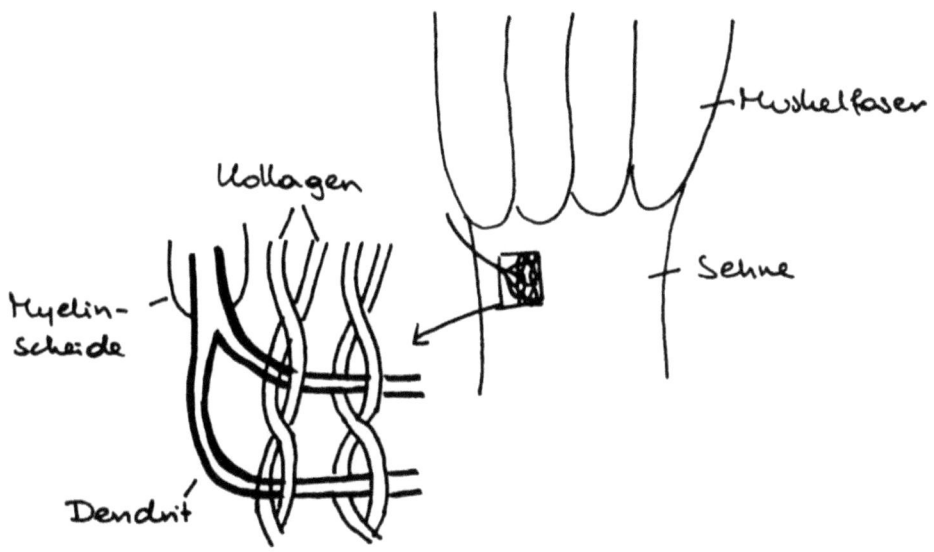

Sie dienen in erster Linie der Regelung der Muskelspannung und sind daher mit der Sehne und ca 15 – 20 extrafusalen Muskelfasern in Serie geschalten.

Wenn der Muskel kontrahiert, dehnt sich die Sehne und somit auch das Sehnenorgan. Hierdurch werden die Kollagenfasern langgezogen und Druck auf das sensible Neuron ausgeübt, wodurch Aktionspotentiale erzeugt werden, welche zum ZNS geleitet werden. Je stärker die Dehnung ist, desto höher ist die Frequenz der Aktionspotentiale. Vom Golgi – Sehnenorgan werden sie über Ib – Fasern zum Rückenmark geschickt, wo sie hemmend auf das $\alpha$ - Motoneuron des kontrahierten Muskels und erregend auf das $\alpha$ - Motoneuron des Gegenspielers wirken.

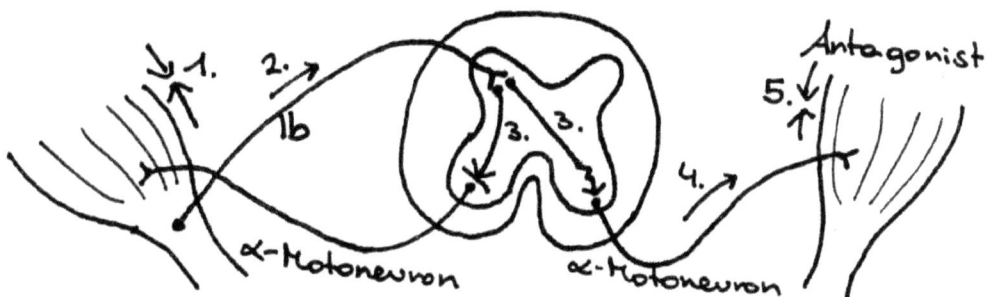

Das bewirkt, dass der Muskel nicht mehr weiter verkürzt wird, somit das Sehnenorgan nicht weiter gedehnt wird und dafür der Antagonist kontrahiert. Das hat zur Folge, dass der ursprünglich kontrahierte Muskel nun passiv gedehnt wird und sich die Sehne entspannen kann.

<u>6.2. Muskelspindeln</u>

Die Muskelspindel besteht aus einer kleinen Gruppe spezialisierter Muskelfasern, sogenannte intrafusalen Fasern, welche in einer spindelförmigen Kapsel liegen. Sämtliche außerhalb der Muskelspindel liegenden Muskelfasern werden analog dazu als extrafusale Fasern bezeichnet. Während extrafusale Muskelfasern über die gesamte Länge des Muskels spannen, von der Ursprungs – bis zur Ansatzsehne, sind intrafusale Fasern meist nur 0,4 – 1 cm lang. Da sie jedoch parallel zu den extrafusalen Fasern liegen, werden sie bei ihrer Dehnung ebenfalls gedehnt. Allgemein dienen Muskelspindeln der Regelung der Muskellänge.

Man unterscheidet Kernkettenfasern, deren Zellkerne kettenartig angeordnet sind und Kernsackfasern, bei denen die Zellkerne in Auftreibungen zusammenliegen. Eine Muskelspindel besteht aus ca 2 Kernsack – und 4 – 5 Kernkettenfasern. Kernsackfasern melden über Ia – Fasern an das Rückenmark, und registrieren dynamische Dehnungsänderungen, daher müssen sie sich schnell an geänderte Spannungszustände anpassen, während Kernkettenfasern über Nerven der Klasse II an das Rückenmark melden und vor allem den anhaltenden Dehnungszustand des Muskels registrieren.

Wenn ein Muskel plötzlich gedehnt wird (zB: Schlag auf die Sehne), wird diese Information über die Ia und Klasse II Fasern an das Rückenmark weitergegeben, wo das für diesen Muskel zuständige $\alpha$ - Motoneuron erregt wird. Dadurch kommt es zu einer Kontraktion, also zur Entgegenwirkung der plötzlichen Dehnung.

Gleichzeitig wird im Ventralhorn des Rückenmarks durch die Verschaltung über ein Interneuron der Gegenspieler des Muskels gehemmt.

Sobald die Dehnung der Muskelfaser nicht mehr verstärkt wird, hört die Erregung der Ia Fasern auf, sobald der Muskel in seinen relaxierten Zustand zurückgekehrt ist, auch die der Klasse II Fasern.

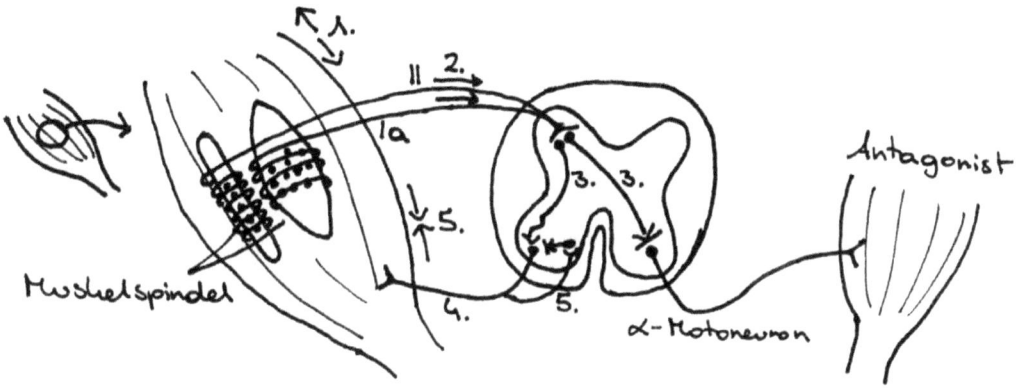

### 6.3. Zusammenspiel

Bei Streckung der Sehne, sprich Kontraktion des Muskels, werden die afferenten Fasern der Golgi – Sehnenorgane (Ib – Fasern) aktiviert, welche das α - Motoneuron des betrachteten Muskels hemmen und das α - Motoneuron des Antagonisten aktivieren. Dadurch wird der Muskel gedehnt, wodurch die Muskelspindeln aktiviert werden und über Ia beziehungsweise Klasse II Fasern mit Hilfe von Interneuronen die Kontraktion des Muskels und Hemmung des Gegenspielers bewirken.

Als weiterer Mechanismus hemmen sich α - Motoneurone selbst, indem sie Kollateralen zu im Rückenmark sitzenden Renshaw – Zellen schicken, welche hemmend auf sie wirken.

Zur präzisen Regelung der Muskellänge bei der Arbeit braucht man zusätzlich noch γ - Motoneurone, welche die Pole der Muskelspindel innervieren. Ihre Kerne liegen wie die der α - Motoneurone im Rückenmark. Wenn ein γ - Motoneuron aktiviert wird, schickt es einen Reiz an die Pole der Muskelspindel. Dort werden Muskelfasern kontrahiert, was zu einer Dehnung der Muskelspindel selbst führt. Dadurch wird über Ia – Fasern das α - Motoneuron aktiviert und der Muskel kontrahiert sich, während der Antagonist gehemmt wird. Durch die Kontraktion des Muskels wird die Sehne gedehnt, was eine Aktivierung der Golgi – Sehnenorgane zur Folge hat. Diese senden über ihre Ib – Fasern ein hemmendes Signal an das α - Motoneuron und ein aktivierendes an das α - Motoneuron des Antagonisten, sodass sich dieser kontrahiert und den eigentlichen Muskel streckt. Diese Aktionen pendeln so lange herum, bis schließlich die optimale Kontraktionsstärke des Muskels erreicht wird.

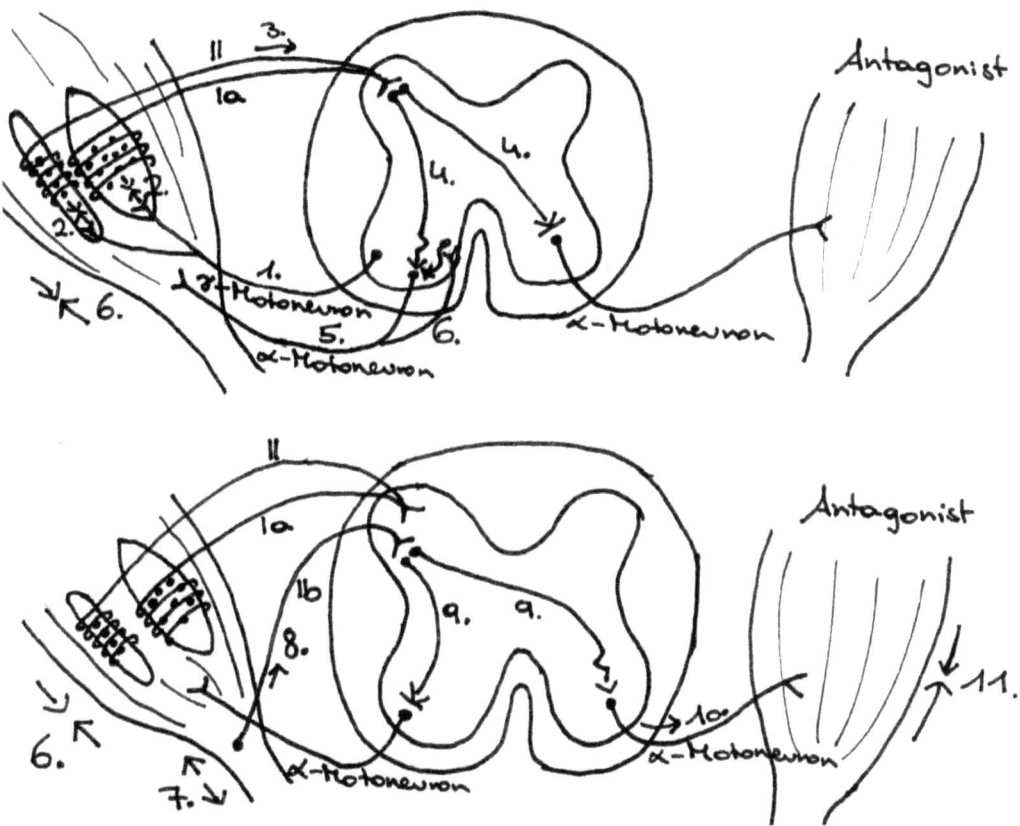

Die Aktivierung der γ - Motoneuron bewirkt eine erhöhte Sensitivität entweder gegenüber dynamischer Dehnungen oder statischen Dehnungszuständen, je nachdem ob die Pole der Kernsack – oder der Kernkettenfasern angesteuert werden.

## 7. Reflexbogen

Reflexe sind stereotype Antworten auf einen definierten Reiz und dienen der Stabilisierung eines Zustandes oder eines Vorgangs. Wenn Sensor und Effektor am gleichen Ort liegen spricht man von Eigenreflexen, ansonsten von Fremdreflexen. Je nachdem ob das sensible Neuron direkt das α - Motoneuron beeinflusst oder

Interneuron zwischengeschalten sind, spricht man von mono –, di – oder polysynaptischen Reflexen, wobei Fremdreflexe immer polysynaptisch sind.

Muskeldehnungsreflexe sind Eigenreflexe, bei denen durch eine passive Dehnung eine reflektorische Kontraktion hervorgerufen wird. Einer dieser Reflexe ist der Patellarreflex, bei dem auf die Ansatzsehne des M. quadriceps femoris geschlagen wird, woraufhin dieser kontrahiert und das Kniegelenk gestreckt wird.

Zu Fremdreflexen zählen Schutzreflexe wie Fluchtreflexe, Husten und Niesen, aber auch Schlucken und vegetative Reflexe (Kreislaufregulation, Atmung, Magen – Darmtrakt). Als Fluchtreflex kann beispielsweise der Beugereflex angesehen werden, welcher ausgelöst wird durch einen Schmerzimpuls (auf einen Nagel treten) an der Fußsohle und zu einer Beugung sämtlicher Gelenke des betroffenen Beins führt.

## 8. Kraft – Erregungsfrequenz – Beziehung der Muskelfasern

Die Kraft einer Muskelkontraktion ist vor allem durch die Frequenz der einkommenden Signale bestimmt. Zwischen 2 eingehenden Aktionspotentialen entspannt sich der Muskel normalerweise vollständig, solange die eingehenden Signale zeitlich weit genug auseinanderliegen.

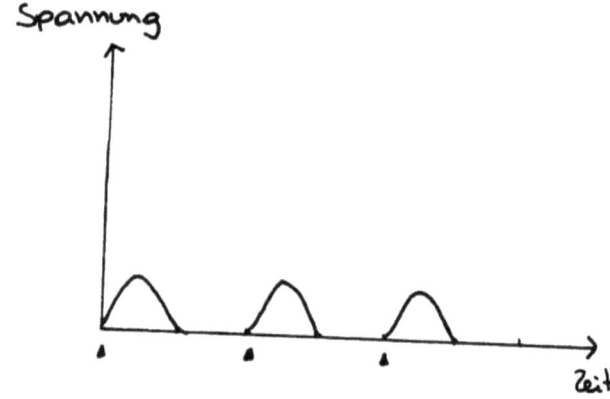

Wenn die Abstände nicht für eine vollständige Entspannung ausreichen, schaukeln sich die einkommenden Aktionspotentiale auf, da die Zeit zwischen ihrem Eintreffen nicht ausreicht um das freigesetzte Calcium wieder vollständig ins sarkoplasmatische Retikulum zurückzupumpen. Daher erhöht sich die Spannung des Muskels, die Kontraktionskraft nimmt also zu.

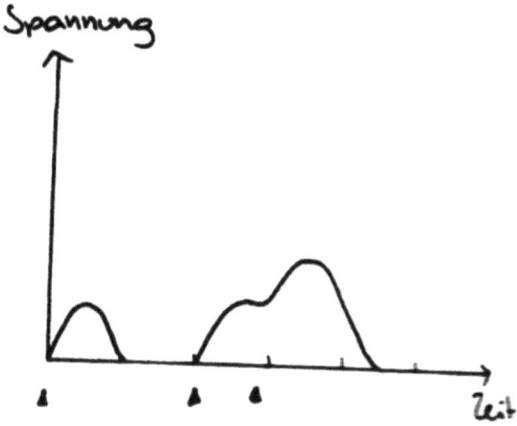

Solange die Aktionspotentiale in einer Frequenz von unter 20 Hz bleiben, hat der Muskel zwischendurch die Möglichkeit sich teilweise zu entspannen, die Summation der Eingangssignale führt hier also nur zu einem unvollständigen Tetanus.

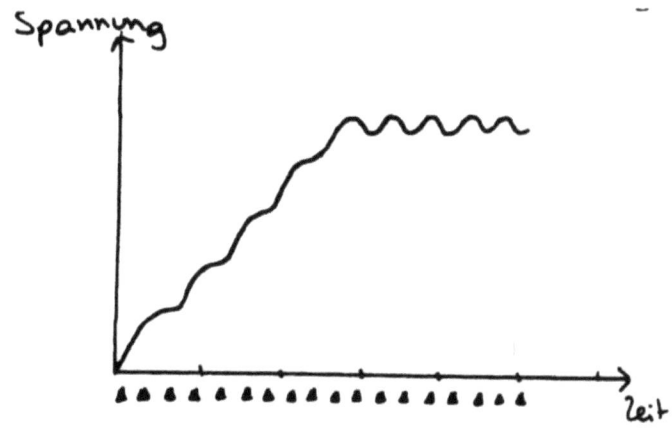

Sollte die Frequenz 50 – 100 Hz überschreiten, kommt es zu einem vollständigen Tetanus, was bedeutet, dass die maximal mögliche Spannung aufrechterhalten wird, bis die Aktionspotentiale aufhören beziehungsweise in verringerter Frequenz ankommen oder bis die Ermüdung des Muskels eintritt. Durch Ermüdung abfallende Spannung kann auch nicht durch gesteigerte Aktionspotentialfrequenz wieder angehoben werden. Der Muskel kann erst wieder Arbeit verrichten nachdem er sich entspannt hat.

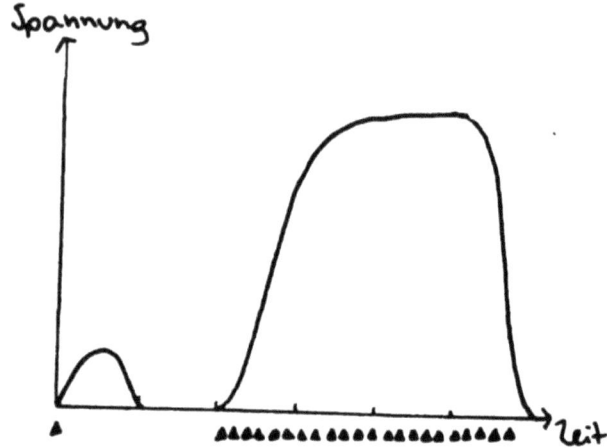

Als Tetanus bezeichnet man die Dauerkontraktion von Muskelfasern, ausgelöst durch in hoher Frequenz einkommende Aktionspotentiale, allerdings auch den Wundstarrkrampf, bei dem lebensbedrohliche Krämpfe auftreten. Es handelt sich hierbei um eine Infektion mit dem Bakterium Clostridium tetani, welches Toxine produziert, die im Körper zu spastischen Lähmungen führen und bei Befall der Atemmuskulatur zum Exitus führt.

Tetanie dagegen bezeichnet eine neuromuskuläre Übererregbarkeit infolge eines Mangels an freien, also nicht an Plasmaproteine gebundenen, Calciumionen. Dieser Zustand führt zu einer erhöhten negativen Ladung an der Membranaußenseite und damit zu einer Konformationsänderung der spannungsabhängigen Natriumkanäle. Dadurch wird die Permeabilität für Natrium gesteigert, wodurch die Erregbarkeit erhöht ist. Folglich ist die Motorik gestört, es kommt zu Krämpfen, allerdings auch die Sensibilität. Eine Kontraktur hingegen ist eine Dauerkontraktion der Muskelfasern, die nicht von Aktionspotentialen ausgelöst wird, sondern verschiedene Ursachen haben kann, wie beispielsweise nekrotische Zustände nach Mangeldurchblutung.

## 9. Kurzfristige Kraftregulation

Eine motorische Einheit stellt die kleinste funktionelle Einheit im motorischen Systems dar und besteht aus einem $\alpha$ - Motoneuron, seinem Axon und den von ihm innervierten Muskelfasern. Ein Muskel besteht aus einer Vielzahl motorische Einheiten mit unterschiedlicher Faserqualität, wobei pro $\alpha$ - Motoneuron nur Muskelfasern ein und derselben Qualität innerviert werden.

Durch verschiedene Mechanismen kann die Kontraktionsstärke des Muskels reguliert werden. Zuerst bestimmt natürlich die Anzahl und Art der verwendeten $\alpha$ - Motoneurone sowohl die Muskelkraft als auch die Geschwindigkeit der Kontraktion. Bei niedriger Erregung werden die S – Einheiten aktiviert, bei stärkerer die FR – Einheiten und bei starker Erregung auch die FF – Einheiten. Diese Einteilung stellt einen Schutz vor Ermüdung dar, da die FF – Einheiten schnell ermüden und daher nur rekrutiert werden, wenn eine schnelle starke Kontraktion erwünscht ist. Außerdem werden in einem Muskel nie alle Einheiten gleichzeitig aktiviert, sodass sich quasi ein Teil der Muskelfasern erholen kann, während der Rest arbeitet.

Eine zweite Möglichkeit liegt in der Frequenz der Aktionspotentiale, die zu den $\alpha$ - Motoneuronen geleitet werden. Dies ermöglicht eine feine Abstimmung mit einer Bandbreite, welche von Einzelzuckungen bis zum Tetanus reicht.

Die dritte Methode ist für die optimale Vordehnung zu sorgen. Die Vordehnung bestimmt wie weit die Aktin – und Myosinfilamente ineinander verschoben sind und dadurch wie sich die Kraftentwicklung bei einer anschließenden Kontraktion gestalten wird. Die Vordehnung wird über die γ – Motoneurone geregelt. Durch die Aktivierung der γ - Motoneurone wird die Muskelspindel gedehnt, was im Optimalfall zu einer Ausgangsposition führt, bei der sämtliche Myosinköpfchen Querbrücken mit Aktinfilamenten eingehen können, jedoch sich die Filamente auch keinen μm weiter ineinander verschoben haben.

Gleichzeitig führt die Vordehnung zu einer Aktivierung der α - Motoneurone über die Ia und Gruppe II – Fasern der gedehnten Muskelspindel.

## 10. Langfristige Kraftregulation

Die Leistungsfähigkeit eines Muskels wird durch Erhöhung oder Reduktion seines Querschnittes an die Anforderungen angepasst. Diese Anpassung erfolgt über eine erhöhte oder erniedrigte Aktivität des Muskels, jedoch kann sie auch hormonell durch Förderung oder Hemmung der Proteinsynthese in der Muskulatur erfolgen (zB: Anabolika – Förderung der Proteinsynthese in Muskulatur bei gleichzeitig erhöhter Wassereinlagerung und vermehrten Fettabbau).

### 10.1. Hypertrophie

Durch häufige Belastung eines Muskels kommt es zur Zunahme seines Querschnittes ohne Veränderung der Faserzahl. Der Unterschied liegt lediglich in der erhöhten Dichte, Anzahl und Länge der Myofibrillen, was durch eine vermehrte Proteinsynthese erreicht wird.

## 10.2. Atrophie

Bei der Atrophie überwiegt der Proteinabbau, dadurch wird der Querschnitt des Muskels reduziert. Die Folge ist eine starke Leistungsabnahme, die Ursache meist eine Ruhigstellung besagten Muskels, Alterungsprozesse haben jedoch dieselbe Wirkung. Durch tägliche elektrische Reizung des Muskels kann die Atrophie zumindest verlangsamt werden.

## 11. Elektromyogramm (EMG)

Die Elektromyographie wird bei Verdacht auf eine Erkrankung oder Verletzung am peripheren Nervensystem oder eines Muskels eingesetzt und ist eine Möglichkeit zur Diagnostik, ob eine Muskelerkrankung oder eine Reizleitungsstörung vorliegt. Bei dieser Methode werden kleine Nadeln, welche als Elektroden fungieren, direkt in den Muskel gestochen. Sie können die Aktivität der Muskelfasern und Neuronen erfassen, die dann auf einem Bildschirm ablesbar sind. Man kann so Zeit – und Intensitätsunterschiede zwischen Auftreten des Reizes und Muskelfaseraktivität bestimmen und Rückschlüsse auf die Problemursache machen.

Da die Elektromyographie unweigerlich mit gewissen Schmerzen verbunden ist, sollte der Untersuchende die Prozedur möglichst kurz halten, ohne jedoch die Aussagefähigkeit zu beeinträchtigen.

## 12. Myopathien

Als Myopathien werden Erkrankungen von Muskeln bezeichnet. Der betroffene Muskel ist auffällig schwach. Meist ist die quergestreifte Muskulatur betroffen, die meisten Erkrankungen haben einen milden Verlauf, viele davon treten auch nur vorrübergehend auf. Hingegen dazu zeigen einige Myopathien, wie beispielsweise die Muskeldystrophie (Muskelschwund), einen heftigen Verlauf. Neuronale

Probleme können durch fehlerhafte Signale aus dem Nervensystem hervorgerufen werden, genauso jedoch durch Weiterleitungsprobleme an der motorischen Endplatte.

Man unterscheidet erworbene von erblich bedingten Myopathien. Zu den erworbenen zählen sowohl Mukelermüdung und Muskelkater infolge von Überbelastung, Atrophie durch fehlenden Gebrauch eines Muskels, als auch Vergiftungen, beispielsweise mit Clostridium botulinum oder tetani, Infektionen, wie Lepra und die Trichinose, und Mangelerscheinungen, wie durch Magnesium und Calcium. Zu den erblichen Myopathien gehören beispielsweise Myasthenia gravis, die Duchenne Muskeldystrophie und die McArdle – Krankheit.

Das Toxin von Clostridium botulinum (C. botulinum) stört die Freisetzung von Acetylcholin, wodurch kein Aktionspotential und somit auch keine Kontraktion mehr ausgelöst werden kann. Es kommt zur schlaffen Lähmung der betroffenen Muskulatur (s. die Verwendung von Botox in der plastischen Chirurgie). Das Toxin von Clostridium tetani (C. tetani) hemmt dagegen die Freisetzung von Glycin und GABA. Beide sind Transmitter für ligandengesteuerte Chloridkanäle und bewirken durch den chemischen Gradienten einen Chlorideinstrom und somit eine Hyperpolarisation. Damit wird ein inhibitorisches Signal an die Postsynapse geliefert. Wenn diese Funktion ausfällt kommt es zur vermehrten Kontraktion der Muskelfasern und somit zum Krampf.

Lepra gehört zu den Infektionskrankheiten und wird durch das Mycobacterium leprae ausgelöst. Die Trichinose ist hingegen eine parasitäre Erkrankung, ausgelöst von Trichinella spiralis. Die Infektion findet über die Aufnahme von nicht vollständig erhitztem oder rohem Fleisch statt. Darin befinden sich eingekapselte Larven, die im Dünndarm schlüpfen, sich dort im Epithel einnisten, zum Adulten entwickeln und fortpflanzen. Das Weibchen gebärt bis zu tausende Larven, die eine

Körperwanderung unternehmen, bevor sie sich schließlich wieder in der Skelettmuskulatur ansiedeln und einkapseln. Während der Körperwanderung kann es zu Krämpfen im Abdomen kommen, hohem Fieber, sowie zu Diarrhoe und Emesis. Da die Trichinose als unheilbar gilt, werden die Schlachtkörper der zum Verzehr gedachten Tiere auf den Befall mit Trichinella spiralis untersucht.

Myasthenia gravis pseudoparalytica ist eine Autoimmunerkrankung, bei der Autoantikörper gegen die nicotinergen Acetylcholinrezeptoren der Skelettmuskulatur gebildet werden. Diese binden an die Rezeptoren und initiieren die Zerstörung derselbigen, da sie das Komplementsystem aktivieren. Dadurch kommt es zur allgemeinen Muskelschwäche und zu leichter Ermüdbarkeit. Die Therapie zielt auf die Unterdrückung des Immunsystems durch Glucocorticoide und die Hemmung des Acetylcholinabbaus durch die vermehrte Inaktivierung von Acetylcholinesterasen ab. Allerdings kann auch der Thymus entfernt werden, um die Bildungsstätte der Antikörper zu eliminieren.

Die Duchenne Muskeldystrophie wird X – chromosomal rezessiv vererbt und ist somit vermehrt bei männlichen Patienten zu finden. Es handelt sich hierbei um eine Mutation des Dystrophin – Gens, weshalb Dystrophin, ein Strukturprotein, welches bei der Verankerung der Skelettmuskelfasern wichtig ist, fehlt. Die Erkrankung zeigt sich bereits in der Kindheit und führt schnell von Muskelschwäche zur Atrophie der Muskulatur, wobei Anfangs vor allem der Beckengürtelbereich betroffen ist.

McArdle – Krankheit oder Morbus McArdle ist eine Speicherkrankheit, ausgelöst durch das Fehlen der Myophosphorylase, wodurch das in der Skelettmuskulatur eingelagerte Glykogen nicht mehr abgebaut werden kann. Typische Symptome sind Schwäche, Steifheit und Schmerzen.

Die Maligne Hyperthermie des Schweins, auch bekannt als das porcine Stress Syndrom (PSS), ist eine autosomal – rezessiv vererbte Punktmutation im Ryanodinrezeptor 1 (RYR 1). Homozygote Tiere leiden an unkontrollierter Freisetzung von $Ca^{2+}$ aus dem Sarkoplasmatischen Retikulum, da der Kanal zu schnell öffnet. Dadurch ist die Calciumkonzentration im Sarkoplasma erhöht und der Querbrückenzyklus läuft verstärkt ab. Das führt zu exzessiven Kontraktionen und entsprechend verstärkter Wärmeproduktion. Ein solcher Anfall kann durch Halothananästhesie, Stress oder Nikotin ausgelöst werden und tödlich enden. Durch den verstärkten Metabolismus des Muskels, ausgelöst durch den erhöhten ATP – Verbrauch, nimmt die Konzentration von Laktat erheblich zu, wodurch es zur Ansäuerung des Muskels kommt. Dadurch verändern sich seine Eigenschaften derart, dass man von PSE – Fleisch spricht. Es ist hell (pale), weich (soft) und verliert Wasser (exudative), hat kaum Geschmack und ist außerdem zäh.

Magnesiummangel führt vor allem bei Wiederkäuern zu einer typischen Symptomatik, die als Weidetetanie oder Weidefieber bezeichnet wird. Dabei kommt es zu Verkrampfungen, da die ATPase nicht mehr arbeiten kann und somit der Querbrückenzyklus nicht mehr vollständig ablaufen kann.

Calciummangel im Muskel, eventuell durch eine generelle Hypocalcämie ausgelöst, kann bei Wiederkäuern und Hunden zu Gebärparese (= Milchfieber, Festliegen) führen, da Calcium für die Bindung von Myosin an Aktin essentiell ist, um Troponin von der Bindungsstelle zu entfernen.

## Glatte Muskulatur

Glatte Muskulatur verdankt ihren Namen der Tatsache, dass sie keine Querstreifung im Mikroskop aufweist. Man findet sie in der Wand innerer Organe, überall dort, wo eine Lumensveränderung möglich sein muss, wie beispielsweise in Blutgefäßen, im Magen – Darm – Trakt oder in den Bronchien.

Die glatte Muskelzelle ist klein und spindelförmig, hat einen zentral liegenden Zellkern und als kontraktile Elemente, wie die Skelettmuskulatur, Aktin und Myosin. Die beiden liegen allerdings nicht in Sarkomeren. Die Aktinfilamente sind an der Zellmembran angeheftet und schräg ausgerichtet. In Lage gehalten werden sie von Proteinen, die man als „dense bodies" (dichte Körper) bezeichnet.

Myosin kann in der glatten Muskelzelle über längere Aktinabschnitte gleiten, als in der Skelettmuskulatur, weil es nicht an Z – Scheiben stoßen kann und über das gesamte Myosinfilament Köpfchen verteilt sind, nicht nur über die Endstücke. In Folge dessen können glatte Muskelzellen auch sehr viel stärker kontrahiert werden, wodurch sie dann in ihrer Form eher rund als spindelförmig erscheinen. Die starke Kontrahierbarkeit der einzelnen Zellen bewirkt natürlich im Verband des Organs eine erhebliche Lumensänderung und kann soweit gehen, dass das Lumen für die Dauer der Kontraktion vollständig verschwindet. Ein Beispiel hierfür sind die Riesenkontraktionen im Darm, die der Säuberung dienen und Nahrungsreste weiterbefördern.

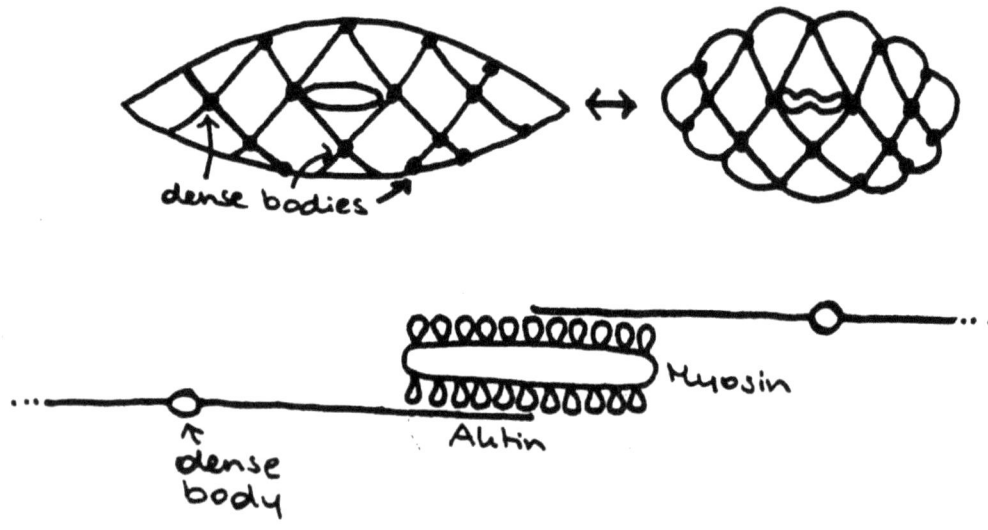

Die Kontraktion selbst läuft eher langsam an, dauert dafür aber mehrere Sekunden und kann trotz des geringen Energieverbrauchs große Kraft entwickeln.

## 1. Typen glatter Muskelzellen

Nach den elektrischen und mechanischen Eigenschaften der glatten Muskelzellen können sie in tonische und phasische Muskelzellen unterteilt werden.

Phasische Muskelzellen zeigen abwechselnd kurze Kontraktionen und darauf folgende Entspannungsphasen und weisen kein stabiles Ruhepotential auf, sondern langsame rhythmische Potentialschwankungen, welche als „slow waves" bezeichnet werden. Slow waves haben eine niedrige Frequenz und Amplitude, verbreiten sich elektrotonisch über die Region der glatten Muskulatur und lösen selbst noch keine Kontraktion aus. Sie geben lediglich den Takt für mögliche Kontraktionen vor. Die Ursache für die Entstehung von slow waves ist ein basaler Calciumeinstrom. Um eine Kontraktion auszulösen müssen erst externe Signale zusätzliche Calciumkanäle öffnen. Das führt zu einem starken Calciumeinstrom aus dem extrazellulären Raum, dadurch zur Auslösung eines Aktionspotentials und infolgedessen zur Kontraktion.

Währenddessen kontrahieren sich tonische Muskelzellen längere Zeitabschnitte und haben ein relativ stabiles Membranpotential. Bei ihnen wird die Erregung durch ligandengesteuerte Calciumkanäle von Neuronen hervorgerufen.

Glatte Muskulatur wird generell nicht von Motoneuronen mit motorischen Endplatten, sondern komplett vom vegetativen Nervensystem innerviert.

Funktionell unterscheidet man je nach Innervationstyp und Verbindung der glatten Muskelzellen untereinander zwischen Single – und Multi – unit – Typ.

1.1. Single – Unit - Typ

Im Single – Unit – Typ sind die Muskelzellen durch gap junctions miteinander verbunden und können so elektrische Potentiale untereinander weiterleiten, wodurch sie als eine Einheit arbeiten und zeitgleich kontrahieren. Sie bilden somit ein sogenanntes funktionelles Synzytium. Die Kontraktionen werden durch myogene Schrittmacherzellen ausgelöst, die phasisch – rhythmische Spontanaktivität zeigen. Somit können Organe mit diesem Typus autonom vom vegetativen Nervensystem arbeiten und ihr Tonus wird als myogen bezeichnet. Die rhythmischen Depolarisationen, slow waves, pflanzen sich elektrotonisch fort und lösen beim Überschreiten des Schwellenpotentials ein Aktionspotential aus, welches zur Kontraktion führt. Kraft und Dauer einer Kontraktion sind abhängig von der Dauer und der Frequenz der Aktionspotentiale. Wenn die Frequenz hoch ist, schaukelt sich der Effekt auf und somit erhöht sich auch die Kraft der Kontraktion.

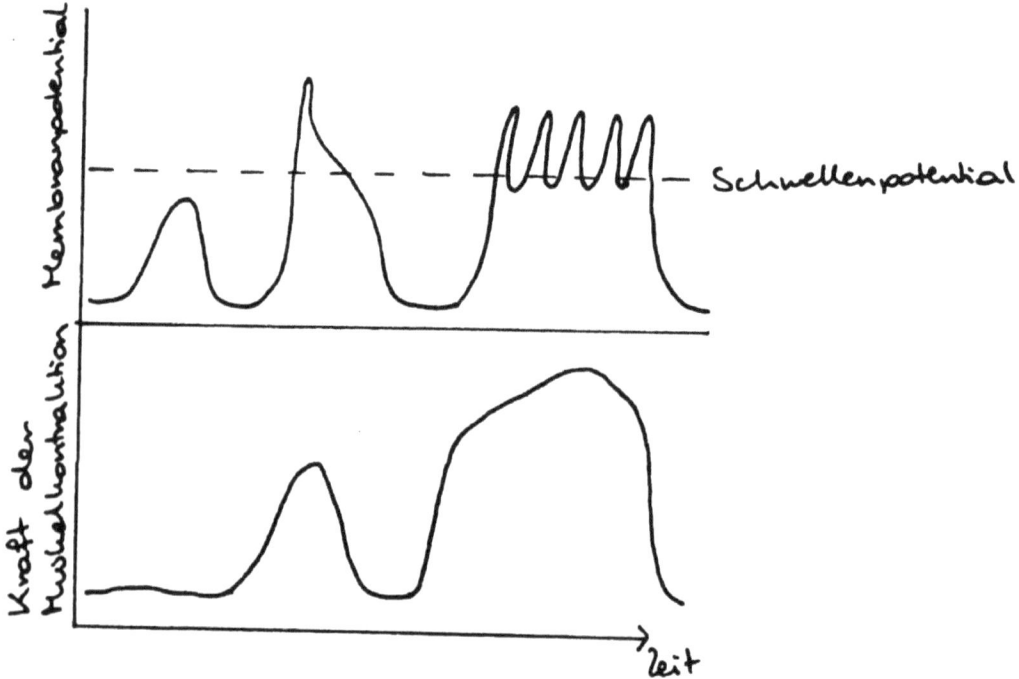

Die innervierenden Neuronen, welche ihre Erregung über Varikositäten weitergeben, erfüllen hier rein regulatorische Zwecke und können die Frequenz der langsamen Wellen regulieren. Dabei genügt es, wegen der bereits erwähnten engen Verknüpfung der einzelnen Muskelzellen, wenn eine geringe Anzahl von Muskelzellen innerviert wird.

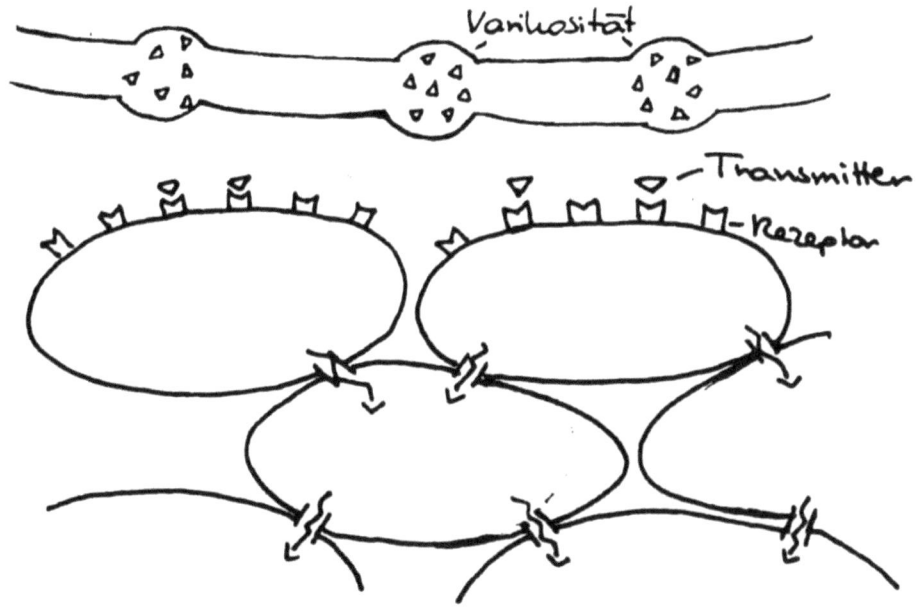

Man findet den Single – Unit – Typ im Gastrointestinaltrakt, Uterus, Ureter, Gallengang und zum Teil auch in den Blutgefäßen. Der basale Rhythmus der slow waves ist organspezifisch, Kontraktionen können im Sekunden bis Minutentakt auftreten.

1.2. Multi – Unit – Typ

Im Multi – Unit – Typ sind immer nur einige wenige Zellen untereinander zusammengelagert und durch gap junctions miteinander verbunden, wodurch fast jede einzelne Muskelzelle innerviert werden muss. Es können auch keine Spontanaktivitäten gemessen werden und der Muskel reagiert nicht auf Dehnungsreize, die Erregung ist komplett von der Versorgung durch das vegetative Nervensystem abhängig. Dadurch bezeichnet man den Tonus als neurogen und die Kontraktionsstärke fein abstufbar. Die Übertragung der Transmitter erfolgt auch hier über Varikositäten und zusätzlich über en – passant – Synapsen. Der für das

Auslösen eines Aktionspotentials notwendige Calciumeinstrom erfolgt durch das Öffnen von ligandengesteuerten Calcium – Kanäle.

Diesen Typus findet man in den Iris – und Ciliarmuskeln, Bronchien, Ductus deferens, Piloerektoren und Uterus.

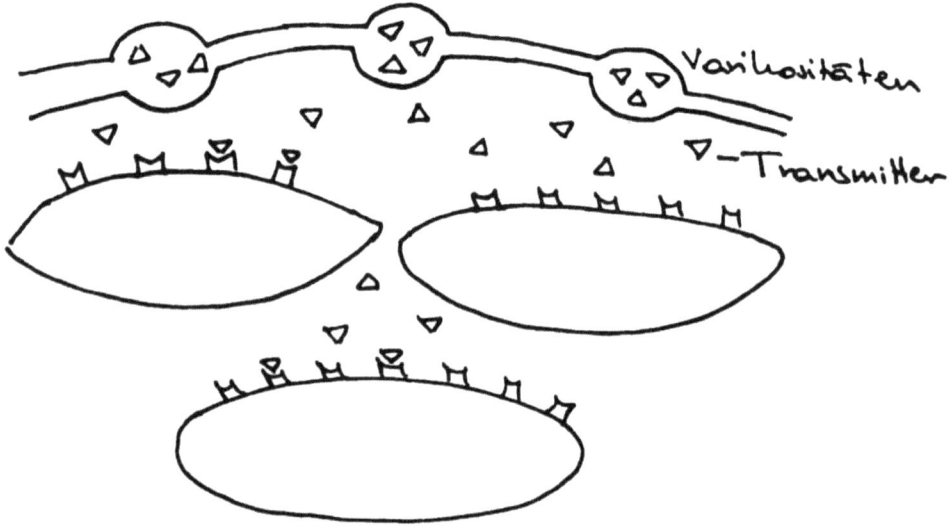

### 1.3. Mischtypen

Viele glatte Muskeln lassen sich nicht eindeutig einem der beiden vorher genannten Typen zuordnen und werden dadurch als Mischtypen bezeichnet. Mischtypen sind myogen und neurogen erregbar, das bedeutet, dass der myogene Tonus durch den neurogenen überlagert wird. In welchem Ausmaß dies geschieht ist, wie die Innervationsdichte und die Ausprägung von Gap junctions, unterschiedlich. Außerdem kann der Tonus auch von Hormonen, Gewebshormonen und Metaboliten beeinflusst werden. Hinzu kommt, dass sich die Muskelspannung durch chemische Signale verändern lässt, ohne das Membranpotential zu ändern. Diesen Effekt bezeichnet man als Pharmakomechanische Kopplung.

Am häufigsten findet man den Mischtyp in Gefäßwänden. Eine Vasodilatation, die Erweiterung der Gefäße, wird durch Dopamin an den D1 – Rezeptoren, Adrenalin über die β - Rezeptoren, Atriales Natriuretisches Peptid (ANP), Prostacyclin (PGI2) aus dem Endothel selbst und durch Stickstoffmonoxid (NO), welches ebenfalls im Endothel gebildet wird, unter Einwirkung von Bradykinin, das im Blut zirkuliert, Serotonin aus den Thrombozyten, Acetylcholin oder ATP. Eine Vasokonstriktion hingegen wird durch aus den Varikositäten ausgeschüttetes Noradrenalin und im Blut zirkulierendes Adrenalin, die beide an die α - Rezeptoren binden, ausgelöst, sowie durch ebenfalls nerval ausgeschüttetes Neuropeptid Y (NPY), Vasopressin (ADH), Angiotensin I und II, die alle drei im Blut zirkulieren, und Endothelin, welches vom Endothel ausgeschüttet wird und der stärkste endogene Vasokonstriktor ist.

## 2. Kontraktion der glatten Muskulatur

Da die glatten Muskelzellen im Gegensatz zu der Skelettmuskulatur nur wenig Calcium intrazellulär im Sarkoplasmatischen Retikulum speichern können, da es schlichtweg nicht so stark ausgebildet ist, benötigen sie den Calciumeinstrom aus dem extrazellulären Raum, um eine Kontraktion auslösen zu können.

In der phasischen Muskelzelle nimmt die intrazelluläre Calciumkonzentration durch Einstrom von außerhalb der Zelle und durch Austritt aus dem Sarkoplasmatischen Retikulum zu. In der tonischen Muskelzelle muss erst Acetylcholin an einen Rezeptor in der Zellmembran binden, wodurch der Einstrom in die Zelle erfolgt. Zusätzlich wird über ein G – Protein $IP_3$ in der Zelle produziert, welches die Calciumkanäle in der Membran des Sarkoplasmatischen Retikulums öffnet. Dadurch tritt auch hier Calcium aus und erhöht die intrazelluläre Konzentration. Die folgende Kaskade ist bei beiden Typen gleich.

Calcium kann an das intrazellulär vorhandene Protein Calmodulin (CaM) binden und somit als Komplex die Myosin – leichte – Ketten – Kinase (MLKK) aktivieren. Diese phosphoryliert leichte Ketten in den Myosinköpfchen und aktiviert ihrerseits die Myosin – ATPase.

Der Calcium – Calmodulin – Komplex sorgt zusätzlich dafür, dass die Myosinbindungsstelle des Aktinfilaments, auf der Caldesmon sitzt, frei wird, indem er eine Proteinkinase aktiviert. Diese phosphoryliert das Caldesmon, sodass es sich danach an den Calcium – Calmodulin – Komplex hängt und die Bindungsstelle freigibt. Somit kann der Kontraktionszyklus ablaufen.

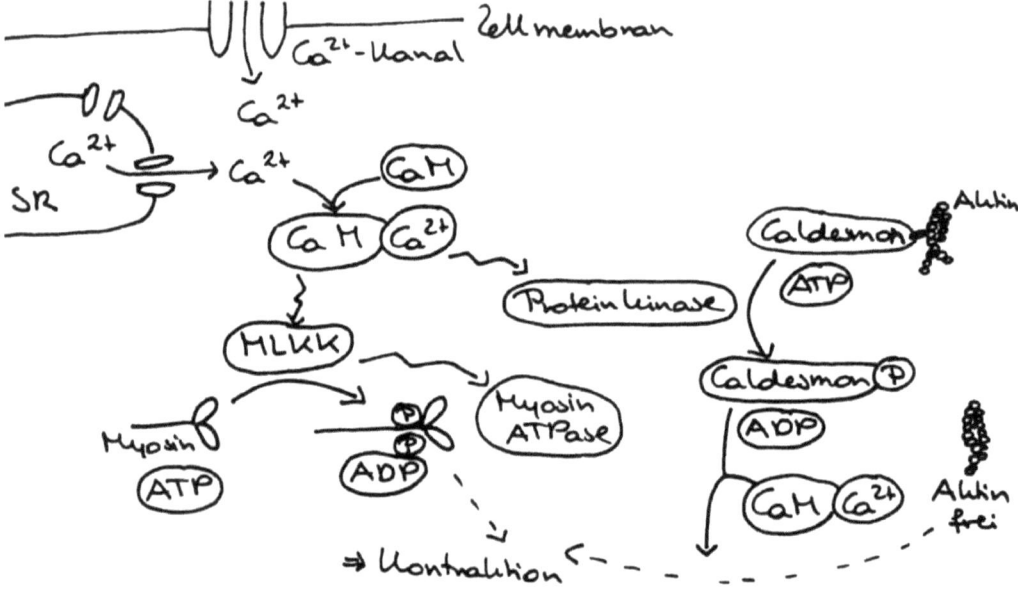

Bei den phasischen Muskelzellen bestimmen die slow waves die maximale Frequenz und die Ausbreitungsgeschwindigkeit der Kontraktionen. Hier können Kontraktionen allerdings auch durch eine Dehnung der Muskelzelle, also durch eine Dehnung des Organlumens, verursacht zum Beispiel durch einen übergroßen

Brocken in der Speiseröhre, ausgelöst werden, indem sich dehnungsempfindliche Calciumkanäle öffnen.

Durch die große Verschieblichkeit der Aktin – und Myosinfilamente ermöglicht eine deutlich größere Dehnbarkeit im Gegensatz zu den Skelettmuskelfasern. Dies ist vor allem in Speicherorganen wie der Blase oder dem Magen von entscheidender funktioneller Bedeutsamkeit.

## 3. Entspannung der glatten Muskulatur

Durch ATP – abhängige Calciumpumpen wird Calcium einerseits ins Sarkoplasmatische Retikulum und andererseits, zusätzlich dazu noch von einem $Ca^{2+}$ – 3 $Na^+$ – Exchanger, in den extrazellulären Raum befördert, wodurch die intrazelluläre Calciumkonzentration stark abnimmt. Das hat zur Folge, dass sich der Calcium – Calmodulin – Komplex bzw. der Calcium – Calmodulin – Caldesmon – Komplex auflöst, Caldesmon wieder an die Myosinbindungsstelle am Aktin bindet und die Myosin – leicht – Ketten – Kinase ihre Arbeit einstellt. Dadurch kann die Myosinleichtketten – Phosphatase ungestört das Myosin wieder dephosphorylieren und die Aktivität der Myosin – ATPase sinkt beträchtlich ab. Somit kann kein weiterer Querbrückenzyklus ablaufen, die Muskulatur kann sich wieder entspannen.

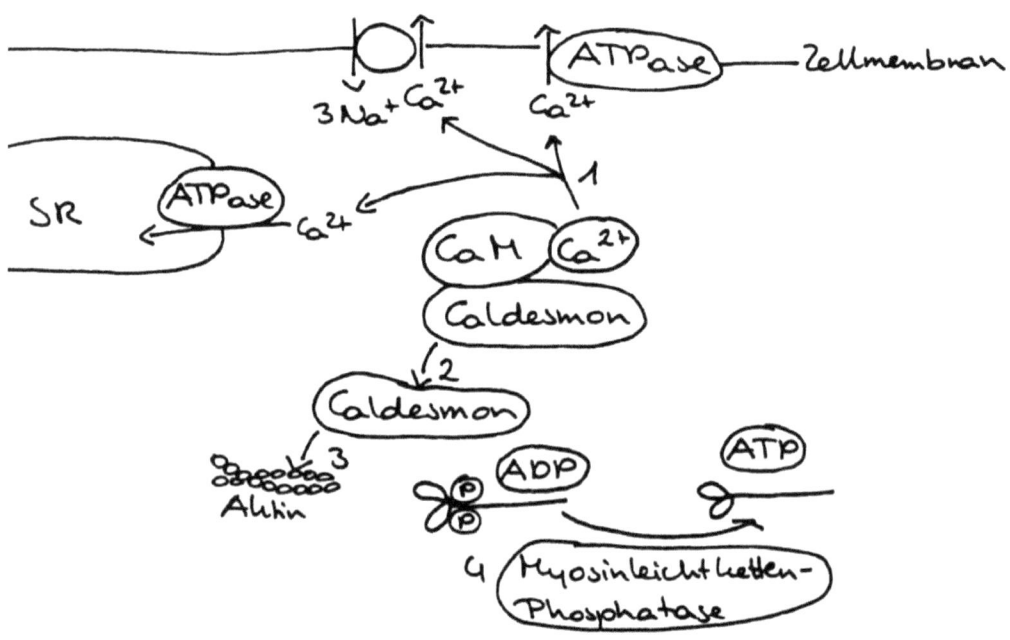

## 4. Calciumabhängige und - unabhängige Regulation glatter Muskelzellen

Reguliert wird glatte Muskulatur durch sympathische und parasympathische Neuronen, mit ihren jeweiligen Transmittern Noradrenalin beziehungsweise Acetylcholin. Ob die Wirkung eines Transmitters aktivierend oder hemmend ist, hängt dabei völlig von dem Rezeptor ab, an welchen er bindet.

### 4.1. Dünndarm - /Bronchialmuskulatur

Acetylcholin, ausgeschüttet von parasympathischen Varikositäten, erreichen muscarinerge Rezeptoren an der Dünndarm – oder Bronchialmuskulatur. Über eine Reaktionskaskade mit Beteiligung aktivierender G – Proteine und Phospholipase C, welche die Zellmembran abbaut, wird Inositoltriphosphat (IP$_3$) frei. IP$_3$ öffnet ligandengesteuerte Calciumkanäle in der Zellwand und im Sarkoplasmatischen

Retikulum, wodurch die intrazelluläre Calciumkonzentration steigt. Dadurch wird die Kaskade getriggert, welche schlussendlich eine Muskelkontraktion zur Folge hat. Ein weiteres „Abbauprodukt" aus der Zellmembran, welches bei der Aktivität der Phospholipase C freigesetzt wird, ist Diacylglycerol (DAG), welches gemeinsam mit Calcium die Phosphokinase C aktivieren kann. Diese hemmt in der glatten Muskelzelle die Myosinleichtketten – Phosphatase, welche für die Dephosphorylierung von Myosin zuständig ist. Somit hemmt die Phosphokinase C die Muskelrelaxation und verstärkt die Wirkung des Calcium – Calmodulin – Komplexes.

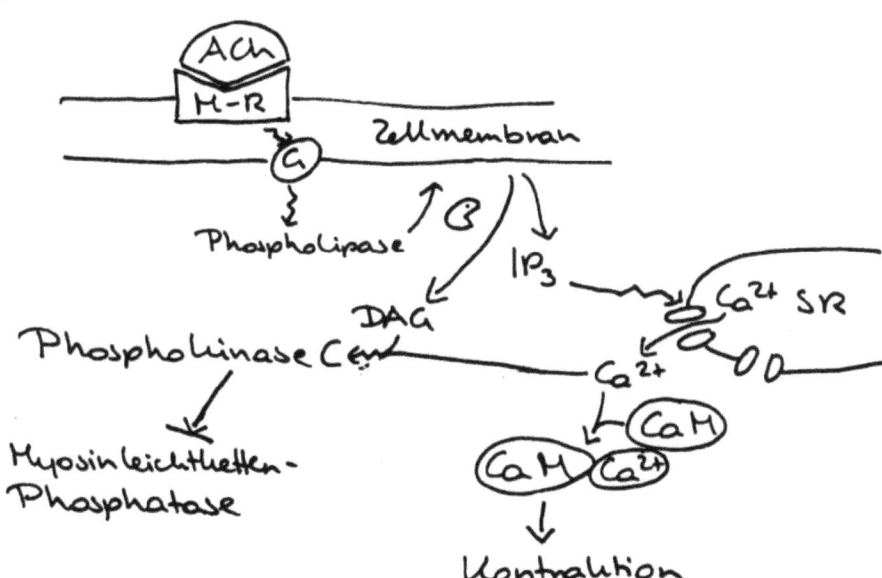

Wenn dieser Mechanismus nicht mehr funktioniert, beispielsweise bei Magen – Darm – Atonien, werden Parasympathomimetika therapeutisch eingesetzt.

## 4.2. Dünndarm - /Uterusmuskulatur

Von sympathischen Neuronen wird Noradrenalin ausgeschüttet, welches hier an $\beta_2$ – Rezeptoren bindet. Das daraufhin aktivierte G – Protein aktiviert seinerseits die Adenylatcyclase, welche aus ATP cAMP herstellt. Durch die erhöhte cAMP – Konzentration steigt auch die Aktivität der Proteinkinase A, welche daraufhin die Myosinleichtketten – Kinase phosphoryliert. Dadurch kann die allerdings nicht mehr arbeiten, Myosin wird nicht mehr phosphoryliert, die Myosinleichtketten – Phosphorylase hat keinen Antagonisten mehr und kann somit ungehindert Myosin dephosphorylieren. Das Ergebnis ist eine Erschlaffung der Muskulatur, da keine Kontraktion mehr erfolgen kann, bis die Noradrenalinwirkung nachlässt.

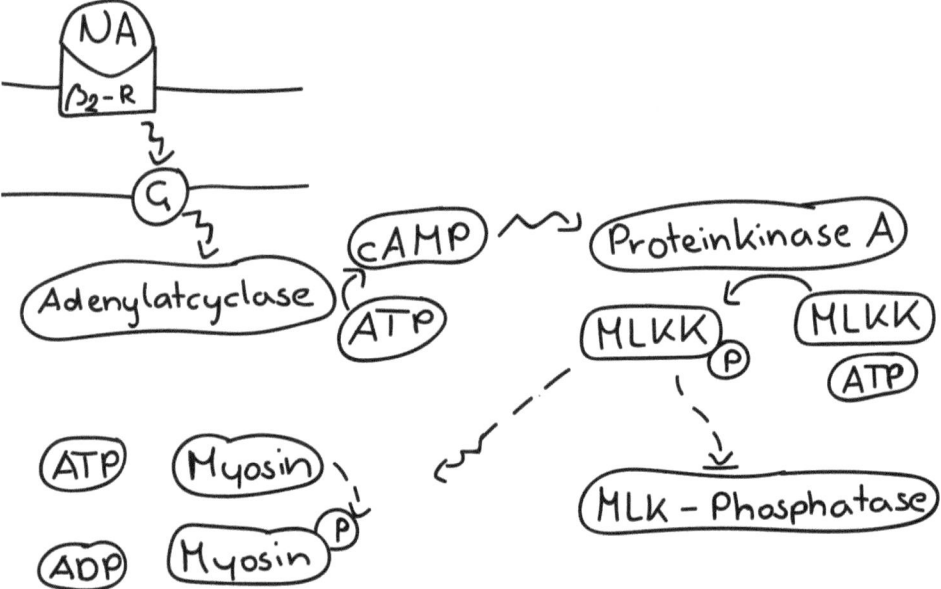

Bei Problemen mit dieser Kaskade werden $\beta_2$ – Agonisten eingesetzt, zur Erweiterung der Bronchien oder als Wehenhemmer.

### 4.3. Darmsphinkteren, Arteriolen

Von sympathischen Neuronen wird Noradrenalin ausgeschüttet, welches an $\alpha_1$ - Rezeptoren bindet. Durch die Aktivierung von G - Proteinen wird die Phospholipase C aktiviert, die durch den Abbau von Zellmembranbestandteilen Inositoltriphosphat (IP$_3$) freisetzt. Diese bindet an ligandengesteuerte Calciumkanäle im Sarkoplasmatischen Retikulum, wodurch Ca$^{2+}$ in die Zelle gelangt. Dadurch wird die Kaskade getriggert, die zur Muskelkontraktion führt.

Ein weiteres „Abbauprodukt" aus der Zellmembran, welches durch die Phospholipase C freigesetzt wird, ist Diacylglycerol (DAG), welches gemeinsam mit Calcium die Phosphokinase C (PKC) aktivieren kann. Diese hemmt in der glatten Muskelzelle die Myosinleichtketten - Phosphatase, welche für die Dephosphorylierung von Myosin zuständig ist. Somit hemmt die Phosphokinase C die Muskelrelaxation und verstärkt die Wirkung des Calcium - Calmodulin - Komplexes.

Zur Blutdrucksteigerung werden deshalb $\alpha_1$ - Agonisten eingesetzt.

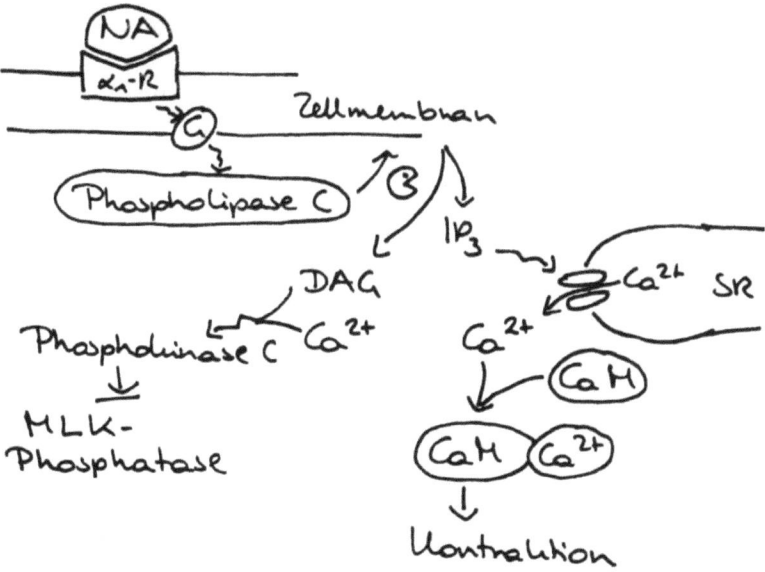

## 4.4. Blutgefäße

Stickstoffmonoxid (NO) wird von den Endothelzellen ausgeschüttet, gelangt durch Diffusion in die glatte Muskelzelle, wo sie durch die Aktivierung der Guanylatcyclase die Umwandlung von GTP in cGMP fördert. Durch cGMP wird die Phosphokinase G (auch cGMP – abhängige Proteinkinase, PKG) aktiviert, die wiederum die Myosinleichtketten – Phosphatase aktiviert, was zur Erschlaffung der Muskelzelle führt. Zusätzlich öffnet die PKG K$^+$ - Kanäle in der Zellmembran und hemmt die Phospholipase C.

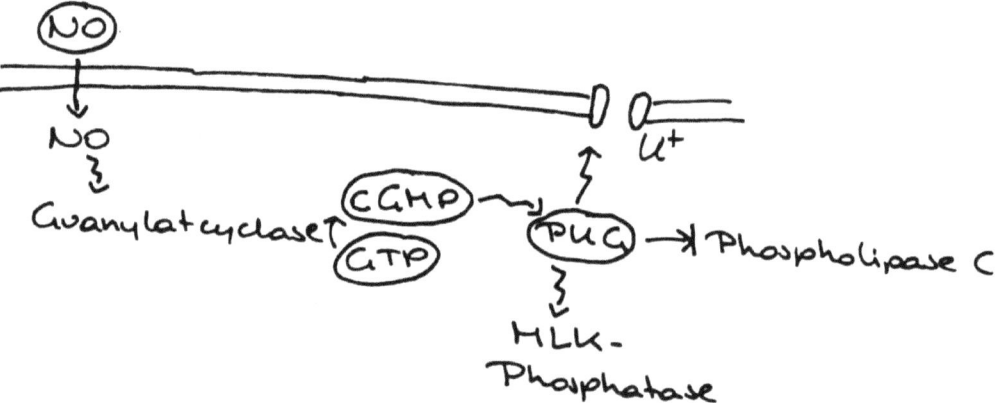

Dieser Mechanismus wird durch die Gabe von NO – freisetzende Substanzen beispielsweise bei Koronarinsuffizienz ausgenützt.

Ein Transmitter oder Hormon kann verschiedene Effekte in unterschiedlichen Organen hervorrufen. Die Wirkung ist also nicht von der Substanz, sondern vom Rezeptor und der Kaskade, die er bei Aktivierung auslöst, abhängig.

# Literatur quergestreifte & glatte Muskulatur

Cunningham, James G.; Klein, Bradley G: *Textbook of veterinary physiology*. 4. Auflage. Missouri: Saunders Elsevier, 2007.

Engelhardt, Wolfgang von (Hg); Breves, Gerhard (Hg): *Physiologie der Haustiere*. 2., völlig neu bearbeitete Auflage. Stuttgart: Enke Verlag, 2005.

Silbernagl, Stefan; Despopoulos, Agamemmnon: *Taschenatlas der Physiologie*. 4., überarbeitete Auflage. Stuttgart/New York: Georg Thieme Verlag, 1991.

Silverthorn, Dee U.: Physiologie. 4., aktualisierte Auflage. München: Addison – Wesley Verlag, 2009.

Websites:
www.gdch.de [Stand 2016]

http://salerno.uni-muenster.de [Stand 2012]

www.tk.de/rochelexikon/ [Stand 2016]

**verglichen mit den aktuellen Vorlesungsunterlagen der Physiologie**

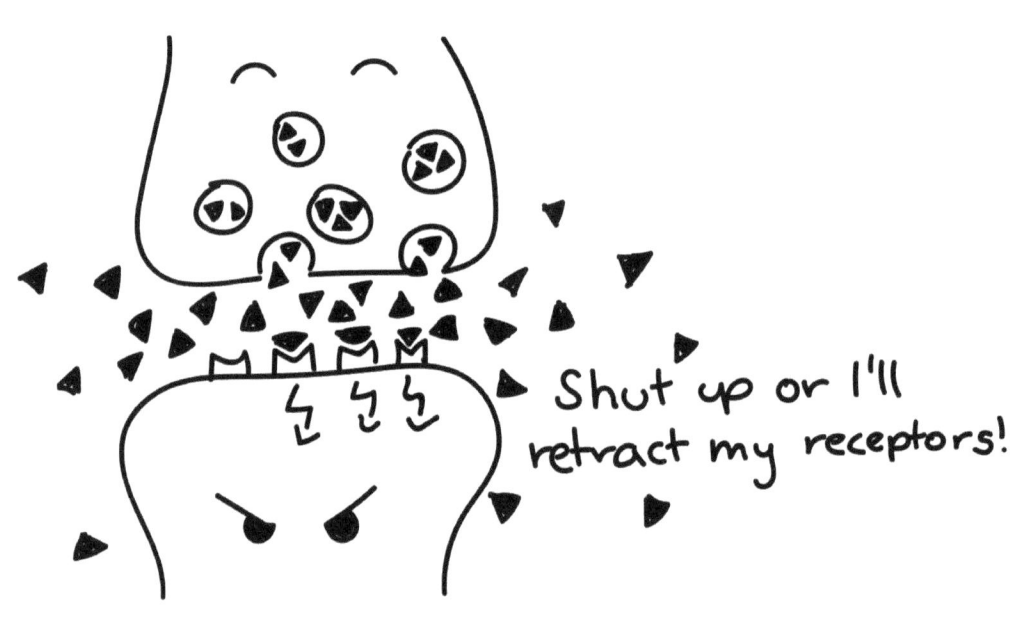

# Allgemeine Neurophysiologie

## 1. Nervengewebe – ein kurzer Überblick

Nervengewebe besteht aus Neuronen und Gliazellen. Die Anzahl der Neurone im Körper variiert von etwa 100 Millionen bei kleinen Säugern bis über 200 Milliarden bei Walen. Die Anzahl der Gliazellen ist zwischen 10 bis 50 Mal so groß.

Die Aufgaben eines Neurons sind Informationen aus der Umgebung aufnehmen, diese miteinander verrechnen und anschließend Signale aussenden, welche die Umgebung verändern. Die Grundlage dafür liegt in der Fähigkeit der Neurone auf Reize mit einer Änderung der Ionenleitfähigkeit der Membran zu reagieren, was eine Potentialänderung hervorruft. Somit können sie Erregungen weiterleiten und die Signale chemisch oder (seltener) elektrisch über Synapsen auf andere Nervenzellen oder das Zielorgan übertragen.

Gliazellen sind nichterregbare Zellen und dienen vorwiegend der elektrischen Isolierung, indem sie eine isolierende Myelinscheide um das Neuron bilden. Diese Scheide wird im peripheren Nervensystem von den Schwann - Zellen gebildet, im zentralen Nervensystem von den Oligodendrocyten, und sieht im Prinzip aus wie eine um einen Stock gewickelte Rolle Klopapier. Des Weiteren stützen und ernähren sie die Nervenzellen.

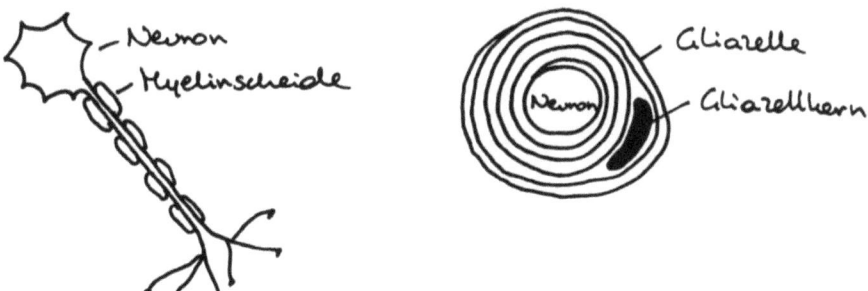

Ein Neuron besteht aus dem Zellkörper (Soma, Perikaryon), von dem zwei Arten Fortsätze abzweigen: das Axon und die Dendriten. Dendriten sind quasi die

Antennen des Neurons, sie leiten Erregungen zum Soma (afferente Erregungsleitung), genauer zum Axonhügel = Triggerzone. Am Axonhügel, wo bei ausreichender Stärke der Erregung ein Aktionspotential ausgelöst wird, entspringt das Axon, welches dann das Aktionspotential weiterleitet (efferente Erregungsleitung). Das Axon hat an seinem Ende durch Synapsen Kontakt zu anderen Neuronen oder zum Zielorgan.

Es gibt axodendritische Synapsen, bei der das Signal an einen Dendriten weitergegeben wird, axosomatische Synapsen, hier geht das Signal an das Perikaryon, axoaxonale Synapsen, bei denen das Signal direkt an ein anderes Axon gegeben wird, und natürlich auch die Möglichkeit das Signal an den Effektor, also an das Zielorgan, weiterzugeben.

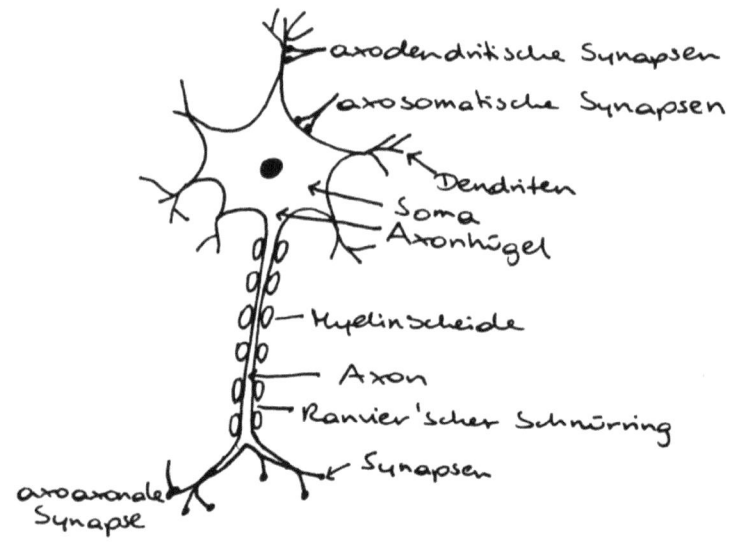

Damit die Information nicht immer nur von einem Neuron zum anderen gegeben werden muss, sondern gleichzeitig an viele, bilden die meisten Nervenzellen Verzweigungen aus, sogenannte Kollateralen. Dadurch kann eine Nervenzelle das Signal an viele weitere geben (Divergenz). Natürlich kann auch ein Neuron Informationen von vielen anderen bekommen, dann spricht man von Konvergenz.

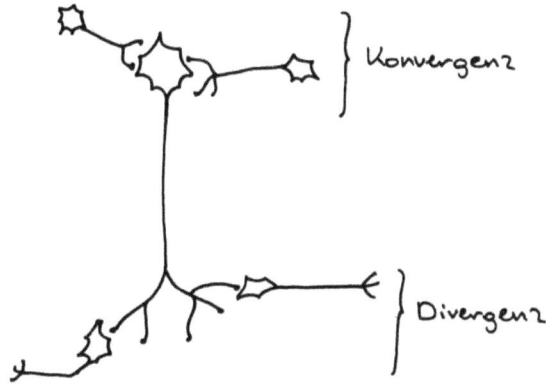

Es gibt 3 Klassen von Neuronen: sensible/sensorische Neurone für die Reizwahrnehmung und – weiterleitung, Interneurone für die Übermittlung von Signalen zwischen den verschiedenen Neuronen und Motoneurone für die Befehlsweitergabe an nicht – Neuronen wie Muskelzellen.

Bei chemischen Synapsen wird eine Substanz (Transmitter) im Soma gebildet, in Vesikel verpackt und über das Axon zu den Präsynapsen gebracht, wo sie bei einer Depolarisation mit der Membran der Präsynapse verschmelzen. Dadurch werden die Transmitter in den synaptischen Spalt abgegeben, wo sie an Rezeptoren in der Postsynapse andocken und somit dort eine Erregung auslösen.

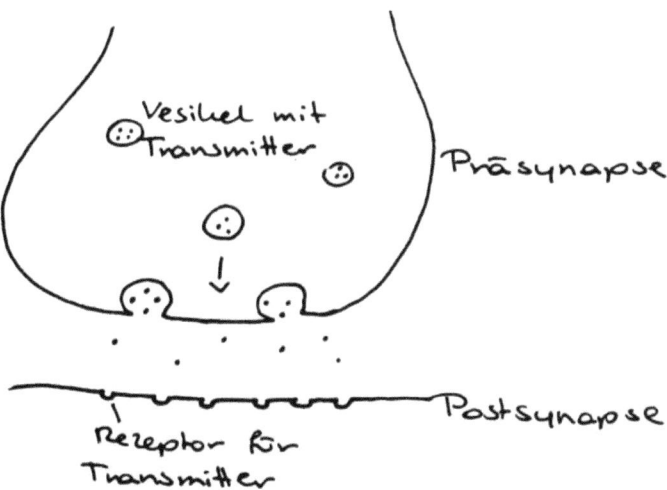

## 2. Erregung von Nervenzellen

Durch die unterschiedliche Ionenverteilung intra – und extrazellulär wird ein Membranpotential verursacht, das man bei erregbaren Zellen im Ruhezustand Ruhemembranpotential nennt. Es liegt bei Neuronen zwischen –70 und –90 mV und entspricht somit in etwa dem Kaliumgleichgewichtspotential, weil die Zellmembran in Ruhe vor allem für $K^+$ durchlässig ist. Das Zellinnere ist daher negativ gegenüber dem Zelläußeren.

In Ruhe werden durch den Ruheein – und – ausstrom $Na^+$ in und $K^+$ aus der Zelle transportiert, was durch die $Na^+/K^+$ – ATPase ausgeglichen wird. Insgesamt ist dadurch mehr $K^+$ innerhalb als außerhalb der Zelle, bei $Na^+$ ist es genau umgekehrt.

Wenn das Membranpotential durch einen Reiz noch negativer wird, spricht man von einer Hyperpolarisation, wenn es positiver wird von einer Depolarisation. Wenn der Reiz nicht zur Öffnung von spannungsgesteuerten Ionenkanälen führt, nennt man es eine passive Membranantwort oder elektrotonisches Potential. Hyperpolarisationen und geringe Depolarisationen, die man auch unterschwellige Reize nennt, sind immer passiv. Wenn der Reiz einen gewissen Wert, den Schwellenwert (zwischen – 50 und – 60 mV), erreicht oder übersteigt, öffnen sich die spannungsgesteuerten Kanäle in der Zellmembran und es kommt zu einer aktiven Membranantwort, dem Auslösen eines Aktionspotentials. Das Aktionspotential (AP) stellt das weitergeleitete Signal des Neurons dar. Ob ein Reiz unter – oder überschwellig ist entscheidet sich am Axonhügel, der wegen der Auslösung des Aktionspotentials auch Triggerzone genannt wird.

### 2.1. passive Membranantworten

Elektrotonische Potentiale haben unterschiedliche Amplituden und können De – oder Hyperpolarisationen sein. Dadurch, dass es nicht zum Öffnen von $Na^+$ –

Ionenkanälen an der Triggerzone kommt, gibt es keine Refraktärzeit und somit sind sie auch nicht abhängig von dem Aktivierungszustand eines Kanals. Mit der zurückgelegten Entfernung und Zeit schwächt sich das Signal ab, es kann jedoch auch aufsummiert werden, wenn mehrere Signale etwa zur selben Zeit eintreffen. Die passiven elektrischen Eigenschaften eines Neurons sind entscheidend für die Weiterleitung von Reizen und bleiben konstant.

*1. Membranwiderstand*

Der Membranwiderstand ($R_{in}$ – input resistance) ist die Dichte der Ionenkanäle ($R_m$ – membrane resistance, spezifischer Membranwiderstand) pro Flächeneinheit (A).

$$R_{in} = R_m/A$$

Von dem Membranwiderstand und dem Reizstrom ($I_R$) ist die Depolarisation ($\Delta V$) abhängig.

$$\Delta V = I_R \bullet R_{in}$$

Je größer der Widerstand ist, also je dichter die Ionenkanäle stehen, desto größer ist die Depolarisation nach einem Reiz. Bei isolierten Axonen ist die Dichte der Kanäle an den freiliegenden Stellen besonders groß, dadurch haben sie auch einen hohen Membranwiderstand.

*2. Membrankapazität*

Die Zellmembran verhält sich wie ein elektrischer Kondensator. Sobald ein Reiz eintrifft, lädt sich die Membran elektrisch auf und erst ab einem gewissen Spannungswert werden die spannungsgesteuerten Ionenkanäle geöffnet. Damit verzögert die Membran die Reizweiterleitung und auch Reizänderungen ein bisschen, weil sie sich nicht ganz so schnell auflädt wie ein Reiz sich ändern kann.

Die Membrankapazität vergrößert sich mit der Fläche der Membran, dadurch braucht man bei größeren Neuronen mehr Strom, um die gleiche Depolarisation zu erreichen als bei kleinen.

Die Zeit, die es braucht, damit 63% des Membranpotentials erreicht werden oder bis die Spannung auf 37% der maximalen Spannung abgefallen ist, nennt man Membranzeitkonstante τ.

### *3. Längswiderstand*

Das Aktionspotential nimmt während der Wanderung entlang des Neurons immer weiter ab, weil die Amplitude auch vom Längswiderstand des Cytoplasmas beeinflusst wird. Somit kommt es zu einem ständigen Verlust von Strom. Je dicker die Faser ist, desto geringer ist der Längswiderstand.

Die Länge bis zu dem Punkt, an dem das Signal auf 37% der Ausgangsamplitude gesunken ist, ist die Membranlängskonstante λ. Je besser die Membran isoliert ist (großer Membranwiderstand) und je niedriger der Längswiderstand ist, desto größer ist die Membranlängskonstante. Also: je kürzer das Neuron ist und je mehr Kanäle pro Fläche sind, desto länger braucht es, bis das Signal abgeschwächt ist.

### 2.2. Aktionspotential

Wenn ein überschwelliger Reiz eintrifft, also die Reizschwelle von − 50 bis − 60 mV überschreitet, wird nach dem Alles − oder − Nichts − Gesetz immer ein vollständiges Aktionspotential ausgebildet, unabhängig davon, wie hoch der Reiz tatsächlich ist. Dabei werden spannungsabhängige Ionenkanäle geöffnet.

Nach der Depolarisation erreicht das Membranpotential einen Spitzenwert von + 30 bis + 50 mV. Danach kehrt es selbstständig wieder in den Ruhezustand zurück. Nach der Depolarisation folgt also eine Repolarisation. Meist wird dabei ein bisschen "über das Ziel hinausgeschossen", die Membran wird kurz noch negativer als beim Ruhemembranpotential (hyperpolarisierendes Nachpotential). Der gesamte Vorgang dauert ungefähr 1 ms. Das Gegenteil wäre das depolarisierende Nachpotential. Dabei "bremst" sich die Repolarisation am Ende ein wenig ein.

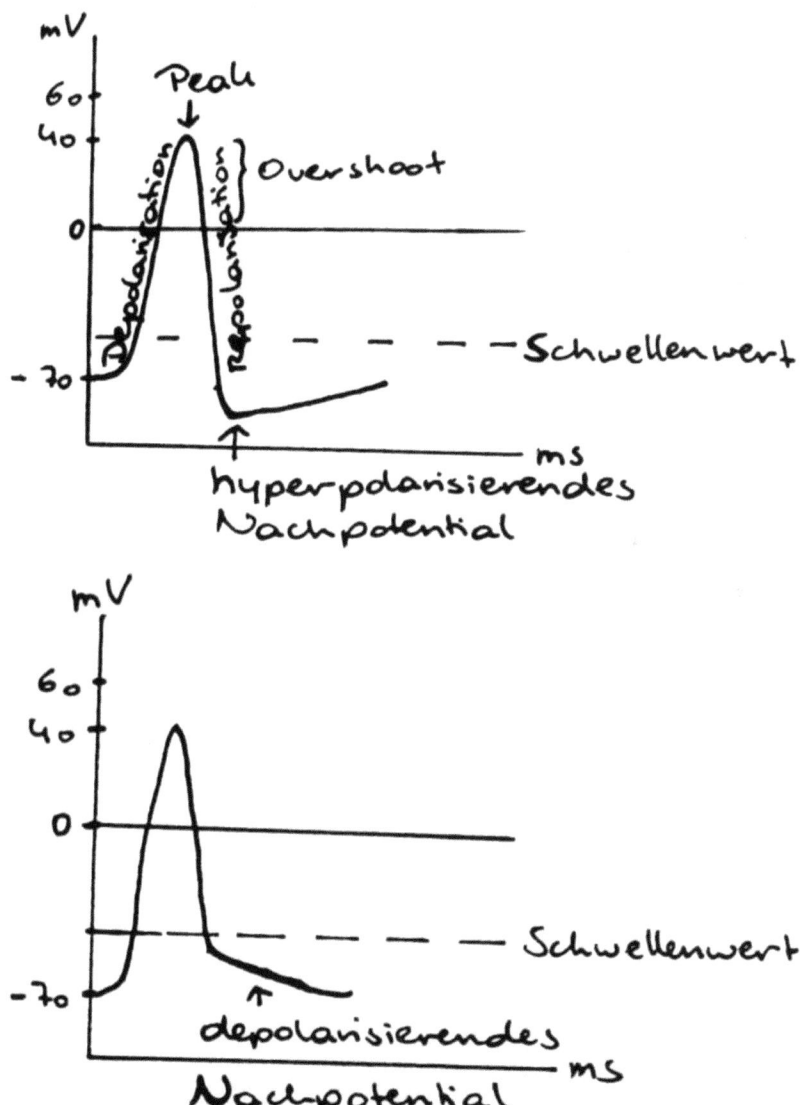

*Entstehung des Aktionspotentials*

1. *Initialer Natriumstrom*

Wenn ein überschwelliger Reiz auf das Neuron trifft, öffnen sich die spannungsabhängigen Na⁺ – Kanäle, wodurch durch den elektrochemischen Gradienten Na⁺ anfangs sehr schnell in die Zelle fließt. Dadurch verschiebt sich das Membranpotential ins Positive. Das Na⁺ – Gleichgewichtspotential liegt bei + 60 mV, was jedoch nicht erreicht wird, 1. weil ab dem Zeitpunkt, wo das Zellinnere positiv gegenüber dem Zelläußeren ist, fällt der elektrische Gradient weg und 2. weil so schnell wie sich die Kanäle geöffnet haben, so schnell schließen sie sich auch wieder. Sobald der Na⁺ – Einstrom geendet hat, beginnt die Repolarisation.

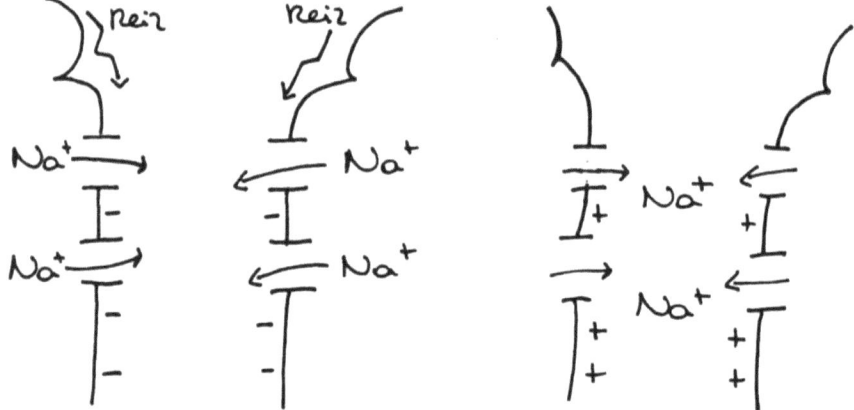

Wenn der Ausgangspunkt das Ruhemembranpotential ist, sind die Kanäle nur zu 60% aktiviert. Zu 100% sind sie beim Ausgang von einer hyperpolarisierten Membran von – 80 bis – 100 mV aktiviert, wenn die Membran dagegen auf mehr als – 40 mV depolarisiert ist, sind die Kanäle nicht mehr aktivierbar.

Es gibt mehrere Zustände in denen sich der Kanal befinden kann. Vor Eintreffen eines Reizes befindet er sich im geschlossen, aktivierbaren Zustand, der Reiz trifft ein, der Kanal wechselt in den geöffneten, aktivierten Zustand. Wie bereits erwähnt dauert es nicht lange, bis er sich wieder schließt. Nun ist er im geschlossen, inaktivierbaren Zustand, bis die Repolarisation abgeschlossen ist. Danach ist er wieder geschlossen, aktivierbar.

Wenn die Depolarisation sehr langsam oder unterschwellig erfolgt (Einschleichen), wechselt der Kanal von geschlossen, aktivierbar in inaktiviert. Das bezeichnet man als Akkommodation.

*2. Kaliumstrom*

Kurz nachdem die $Na^+$ - Kanäle geöffnet werden, öffnen sich auch langsam die $K^+$ - Kanäle und dadurch, dass $K^+$ vor allem intrazellulär vorhanden ist, strömt es aus der Zelle. Während dem Overshoot folgt $K^+$ auch einem elektrischen Gradienten. Die $K^+$ - Kanäle werden langsam geschlossen, wenn sich das Membranpotential dem $K^+$ - Gleichgewichtspotential nähert, wenn also die Repolarisation beendet wird.

Insgesamt strömt aber mehr $Na^+$ ein als $K^+$ aus.

*3. Nachpotentiale*

Wie bereits erwähnt kann es zu einem hyperpolarisierenden Nachpotential kommen. Das passiert, wenn der $K^+$ - Ausstrom länger dauert als der $Na^+$ - Einstrom, was bei den meisten Nervenzellen der Fall ist. Dadurch ist das Neuron kurz nach einem Aktionspotential negativer als sein eigentliches Ruhemembranpotential, was die Aktivierbarkeit des $Na^+$ - Systems steigert. Dies hat den Sinn, dass bei einem zweiten ankommenden Signal das Neuron leichter zu aktivieren ist.

Wenn die K⁺ – Kanäle verspätet öffnen oder die Na⁺ – Kanäle zu spät schließen, wird das Ruhepotential langsamer erreicht, das Neuron bleibt länger positiver als sein Ruhemembranpotential, es kommt also zu einem depolarisierenden Nachpotential und damit einer verminderten Aktivierbarkeit des Na⁺ – Systems.

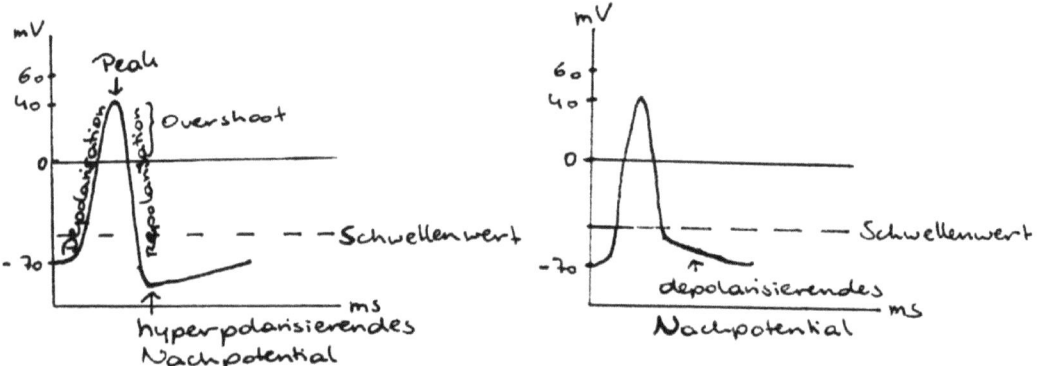

## 4. Refraktärphase

Die Zeit, in der die Na⁺ - Kanäle geschlossen und inaktivierbar sind, wird als Refraktärphase bezeichnet. Wenn in dieser Phase ein Reiz ankommt, bleibt die Membranantwort aus, weil die Kanäle geschlossen bleiben. Man unterscheidet zwischen der absoluten Refraktärphase, in der selbst ein Reiz mit maximaler Intensität kein Aktionspotential auslöst, und der darauf folgenden relativen Refraktärphase, in der einige Na⁺ – Kanäle durch einen ausreichend hohen Reiz aktiviert werden können, die Schwelle liegt jedoch höher als in Ruhe.

Während dieser Zeit wird durch die Na⁺/K⁺ - ATPase die ursprüngliche Ionenverteilung wieder hergestellt.

Durch die Refraktärzeit ist die maximal mögliche Frequenz von Aktionspotentialen festgelegt, die zwischen 100 und 1000/s liegt.

*5. Störungen des Elektrolythaushaltes*

An der Zellmembran befinden sich negativ geladene Fortsätze von Phospho – und Glykolipiden, deshalb würden die Sensoren der spannungsabhängigen Na$^+$ – Kanäle schon in Ruhe ein geringes Potential messen und die Kanäle würden bei geringeren Depolarisationen öffnen. Normalerweise neutralisieren Ca$^{2+}$, Mg$^{2+}$ und H$^+$ die negativ geladenen Fortsätze.

Bei einer Hypocalcämie wird die negative Oberflächenladung nicht mehr neutralisiert, dadurch öffnen sich die Na$^+$ – Kanäle bei geringeren Depolarisationen. Es kommt zu einer erhöhten Erregbarkeit der Neuronen. Hypercalcämie bewirkt das Gegenteil.

Niedrige oder erhöhte Mg$^{2+}$ Konzentrationen bewirken dasselbe, genau wie eine Alkalose (geringe H$^+$ – Konzentration) oder Acidose (hohe H$^+$ –Konzentration).

Bei einer Hypokaliämie ist das Ruhemembranpotential negativer, deshalb braucht der Reiz mehr Energie um das Schwellenpotential zu erreichen. Das heißt das Neuron wird weniger erregbar, im Extremfall kommt es zu schlaffen Lähmungen.

Bei einer Hyperkaliämie ist das Ruhemembranpotential positiver, die Nervenzelle ist erregbarer. Wenn das Schwellenpotential erreicht wird, kommt es zu einer Dauerdepolarisation, die ebenfalls zur Lähmung führt.

## 3. Signalweg

Damit ein Signal entsteht, muss ein Sensor aktiviert werden. Entweder handelt es sich um einen Sensor der mehrere Reizarten erkennt (polymodal) oder er erkennt nur eine Art (reizspezifisch), beispielsweise können Temperatur, pH – Wert, Druck, Zug oder bestimmte chemische Stoffe erkannt werden. Der Sensor reagiert mit einer Depolarisation, somit wird der Reiz in ein elektrisches Potential umgewandelt. Die Stärke (Amplitude) und die Dauer des Reizes entsprechen denen des Rezeptorpotentials.

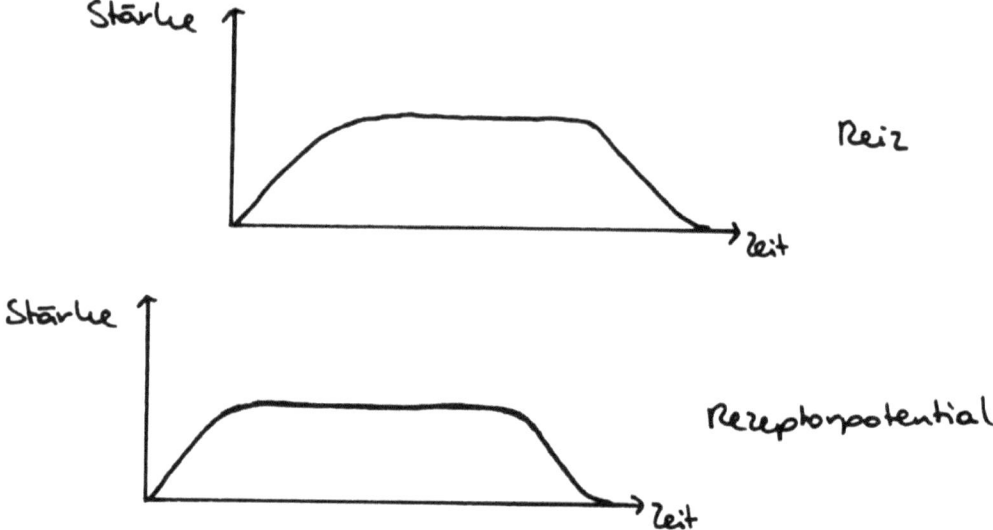

Das Rezeptorpotential ist prinzipiell ein unterschwelliges Potential, schwächt sich also während seiner Wanderung zur Triggerzone ab, aufgrund der passiven Membraneigenschaften des Neurons. Wenn es an der Triggerzone das Schwellenpotential übersteigt, kann ein Aktionspotential ausgelöst werden, weil genau dort viele spannungsgesteuerte Na⁺ – Kanäle sitzen.

Dadurch, dass Aktionspotentiale immer gleich hoch sind, kann sich deren Stärke nicht verändern. Dadurch entscheiden die Amplitude und die Dauer des Reizes nur über die Frequenz der Aktionspotentiale und wie lange welche erzeugt werden.

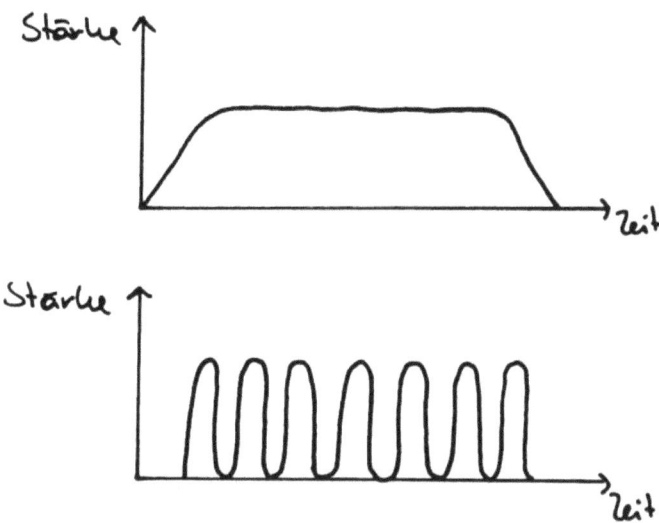

Die Aktionspotentiale werden nun über das Axon weitergeleitet, ohne sich dabei abzuschwächen und gelangen schließlich an die Synapsen, wo beim Eintreffen eines Aktionspotentials Transmitter in den synaptischen Spalt abgegeben werden. Die Anzahl der transmittergefüllten Vesikel ist proportional zu der Frequenz der eintreffenden Aktionspotentiale.

Kurz: Das amplitudencodierte Rezeptorpotential wird in ein frequenzcodiertes Aktionspotential umgewandelt, welches an der Synapse in ein chemisches Signal übersetzt wird.

3.1. Erregungsweiterleitung

Durch die Bauart unterscheidet man myelinisierte (markhaltige) von unmyelinisierten (marklosen) Nervenfasern.

Bei marklosen Fasern wird das Aktionspotential an eng benachbarten Membranabschnitten ausgelöst, was ziemlich zeitaufwändig ist. Die durch die geöffneten Kanäle einströmenden $Na^+$ – Ionen gleichen den Ladungsunterschied in den benachbarten Faserteilen aus. Somit kommt es dort zur Depolarisierung und, wenn das Schwellenpotential überschritten wird, auch zur Auslösung eines Aktionspotentials. Die Leitungsgeschwindigkeit beträgt allerdings nur 1 m/s.

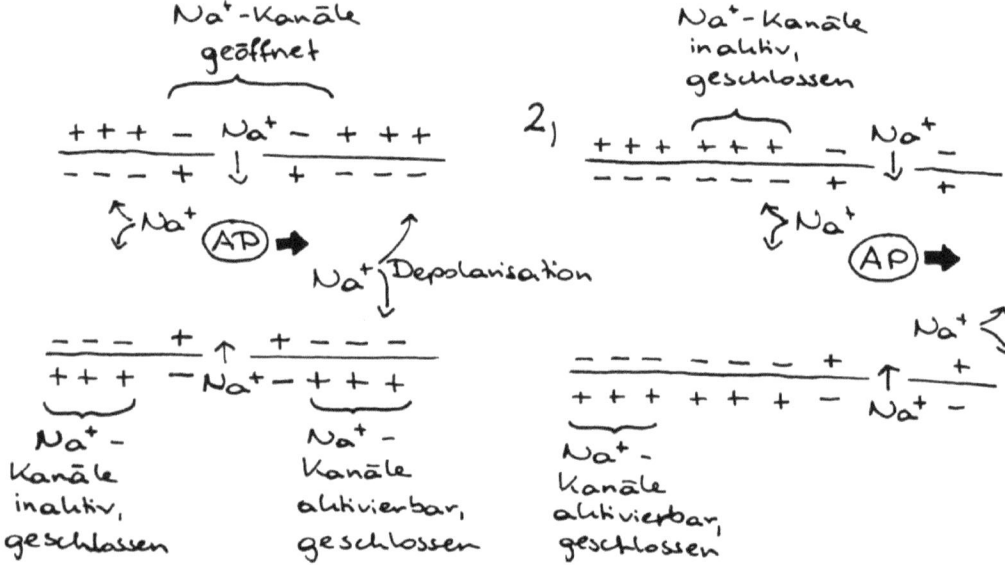

Die Membran „hinter" dem Aktionspotential ist refraktär und kann nicht erregt werden – deshalb kann das Aktionspotential nur in eine Richtung laufen. Die Refraktärzeit bildet somit die Voraussetzung für die gerichtete Ausbreitung des Aktionspotentials. Wenn ein Signal jedoch am Axon ankommt, läuft das Aktionspotential in beide Richtungen, jedoch kann es nur bei der Synapse ein weiteres Signal übermitteln, in Richtung Perikard endet es an der Triggerzone.

Eine Sonderform ist die „saltatorische Erregungsleitung". Das Prinzip ist bei beiden dasselbe, mit nur einem Unterschied: Bei markhaltigen Fasern kann nur an den Ranvier'schen Schnürringen ein Aktionspotential entstehen, weil sich nur dort Na+ – Kanäle befinden (dafür aber dort besonders viele). Deshalb „springt" die Erregung von einem Schnürring zum anderen und ist somit schneller, als wenn sie an jedem Punkt der Membran entstehen muss.

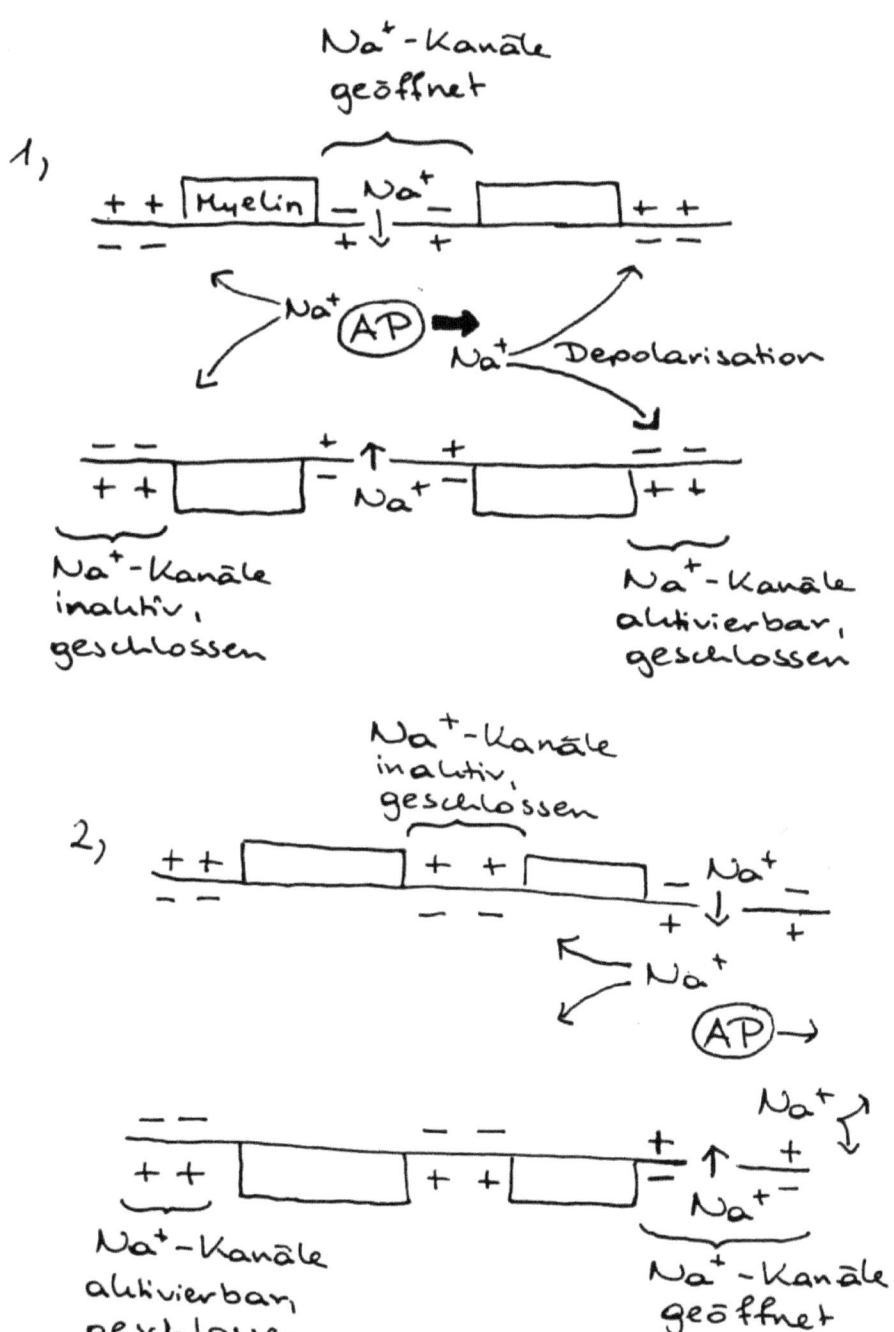

*Nervenfasertypen*

| Fasertyp | Funktion (Bsp) | mittlerer Faserdurchmesser | mittlere Leitungsgeschwindigkeit |
|---|---|---|---|
| Aα | prim Muskelspindel-afferenzen, motorisch zu Skelettmuskeln | 15 μm | 100 m/s |
| Aβ | Hautafferenzen für Berührung & Druck | 8 μm | 50 m/s |
| Aγ | motorisch zu Muskelspindeln | 5 μm | 20 m/s |
| Aδ | Hautafferenzen für Temperatur und Nozizeption | < 3 μm | 15 m/s |
| B | sympathisch präganglionär | 3 μm | 7 m/s |
| C | Hautafferenzen für Nozizeption, sympathische postganglionäre Efferenzen | 1 μm, marklos! | 1 m/s |

nach Erlanger/Gasser

| Fasertyp | Funktion (Bsp) | mittlerer Faserdurchmesser | mittlere Leitungsgeschwindigkeit |
|---|---|---|---|
| I (Aα) | Ia primäre Muskelspindel-afferenzen<br>Ib Afferenzen vom Golgi – Sehnenorgan | 12 – 20 µm | 50 – 80 m/s |
| II (Aβ) | Mechanosensor – Afferenzen der Haut, sekundäre Muskelspindel-afferenzen | 7 – 14 µm | 30 – 70 m/s |
| III (Aδ) | Hautafferenzen von Kälte - & Mechanosensoren, Afferenzen von Nozizeptoren | 2 – 7 µm | 2 – 33 m/s |
| IV (C) | Hautafferenzen von Kälte -, Wärme - & Mechanosensoren, Afferenzen von Nozizeptoren | 0,4 – 0,8 µm, marklos | 0,4 – 1,8 m/s |

nach Lloyd und Hunt (ältere Klassifikation)

### 3.2. Übertragung der Erregung

*1. Elektrische Synapse:*

Elektrische Synapsen können in beide Richtungen leiten und sind um vieles schneller als chemische, dafür sind sie auch seltener. Beim Säugetier findet man sie nur im Hirnstamm und in den Vestibulariskernen. Hier sind die kommunizierenden Neuronen über Gap junctions verbunden, dadurch muss auch der synaptische Spalt enger sein. Die Übertragung der Erregung ist fast wie innerhalb der Zelle: $Na^+$ – Ionen können durch die Gap junctions in die andere Zelle und depolarisieren den nächstgelegenen Membranabschnitt. Dadurch kann sich ein Aktionspotential im anderen Neuron bilden.

Wichtig ist hier, dass sich das $Na^+$ in alle Richtungen gleich ausbreitet – daher ist die Potentialänderung im zweiten Neuron schwächer als im ersten.

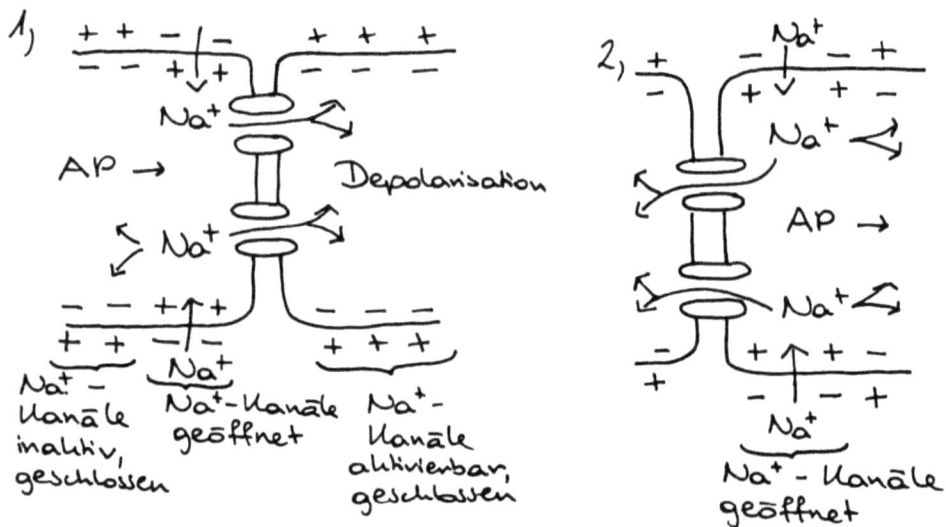

*2. Chemische Synapse:*

Die chemische Synapse besteht aus der präsynaptischen Membran, dem synaptischen Spalt und der postsynaptischen Membran. Die Stelle, an der die Transmitterfreisetzung erfolgt, wird aktive Zone genannt. Dort sitzen spannungsgesteuerte $Ca^{2+}$ – Kanäle, die sich öffnen, wenn ein Aktionspotential die Synapse erreicht. Durch die viel niedrigere Konzentration in der Zelle, strömt Calcium entlang seines chemischen Gradienten hinein. Je länger Aktionspotentiale ankommen, desto mehr $Ca^{2+}$ kann einströmen.

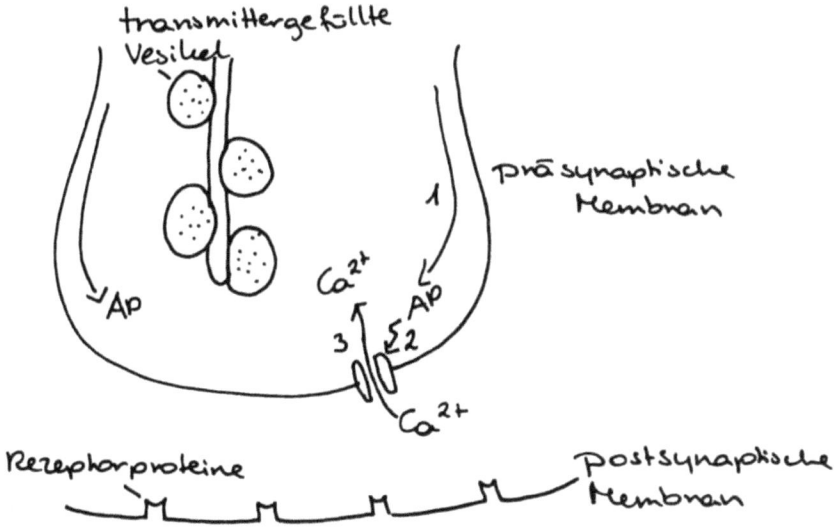

In den präsynaptischen Endigungen befinden sich nun transmittergefüllte Vesikel, die meisten davon in der unmittelbaren Umgebung der aktiven Zone, wo sie an den Aktinfilamenten vom Cytoskelett verankert sind. Durch den Calciumeinstrom lösen sich die Vesikel von ihrer Verankerung und wandern zur präsynaptischen Membran, mit der sie anschließend verschmelzen, um die Transmitter durch Exocytose in den synaptischen Spalt abzugeben.

An der Vesikelwanderung sind Proteine beteiligt, die eine zufällige Vesikelbewegung verhindern, die Vesikel orientieren, damit sie sich zur aktive Zone bewegen, dafür sorgen, dass sie auch in der aktiven Zone andocken und mit der Membran verschmelzen. Diesen Vorgang beschreibt die sogenannte SNARE – Hypothese. SNARE steht für soluble NSF (N – Ethylmaleinimid – sensitive Fusionspore) attachment protein receptors und benennt eine Reihe von

Transmembranproteinen, sich sich in der Präsynapse und der Vesikelmembran befinden. Diese Proteine sind dazu fähig einen Komplex auszubilden, um die Membranen einander anzunähern und schließlich die Fusion zu ermöglichen.

In der Membran der Vesikel befinden sich die v – SNARE – Proteine (v für Vesikel) Synaptobrevin und Synaptotagmin, während sich in der Präsynapse die t – SNARE – Proteine (t für target = Ziel) Syntaxin, SNAP – 25 und Neurexin befinden. Mit Hilfe der im Cytoplasma befindlichen Proteine NSF (N – Ethylmaleinimid – sensitive Fusionspore) und SNAP (soluble NSF attachment proteins) können die v – SNARE – Proteine mit den t – SNARE – Proteinen einen Komplex bilden und die Membranen einander annähern.

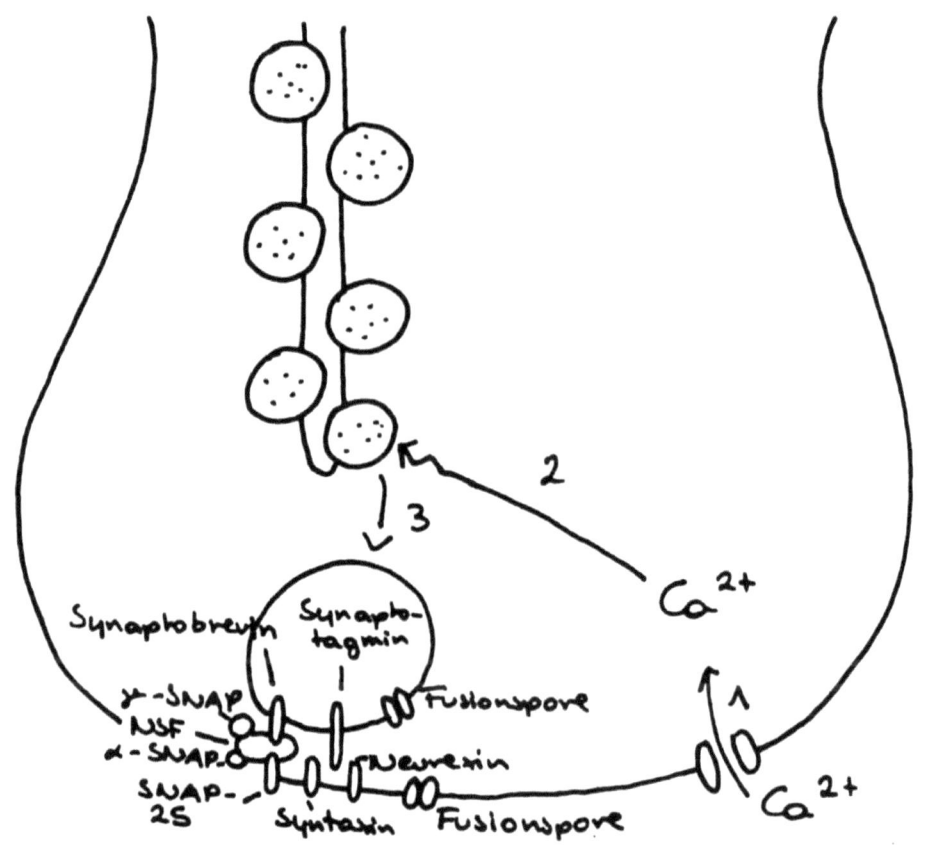

Die synaptische Delayzeit ist die Verzögerung der Weiterleitung von Aktionspotentialen an chemischen Synapsen, also der Grund, warum chemische Synapsen langsamer sind als elektrische. Hierfür gibt es 2 Gründe: der $Ca^{2+}$ - Einstrom beginnt erst gegen Ende des Aktionspotentials und die Transmitter benötigen eine bestimmte Zeit, um durch den synaptischen Spalt zu diffundieren.

Für die meisten Transmitter existieren mehrere verschiedene Rezeptoren und nur die Art des Rezeptors entscheidet, ob ein Transmitter inhibitorisch oder exzitatorisch wirkt.

Sobald ein Transmitter in den synaptischen Spalt gelangt ist, muss er auch wieder inaktiviert werden, damit die Zielzelle nicht durchgehend mit Reizen beschossen wird. Einerseits können Enzyme dafür sorgen, dass Transmitter durch eine chemische Veränderung inaktiviert werden, andererseits kann über ein „Recyclingsystem" der Transmitter wieder über Transporter in die Präsynapse aufgenommen werden. Beide Wege können zu therapeutischen Zwecken medikamentös blockiert werden.

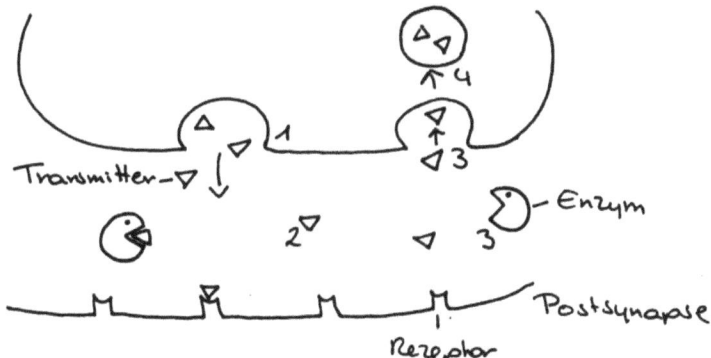

Transmitter verändern die Erregbarkeit der Zielzelle, entweder direkt, indem sie an ligandengesteuerte Ionenkanäle binden (zB: nicotinerge Acetylcholinrezeptoren), oder sie modulieren indirekt, indem sie an Rezeptoren binden, die intrazelluläre Prozesse starten, um Ionenkanäle zu öffnen, wobei die

Vorgänge um einiges langsamer sind und Sekunden bis Minuten benötigen. Daher werden sie größtenteils dazu verwendet die Erregbarkeit von Nervenzellen längerfristig zu modulieren.

Je nachdem welcher von beiden Rezeptortypen beteiligt ist, wird eine schnelle, kurz andauernde oder eine langsame, lang andauernde Aktivierung oder Hemmung ausgelöst. Eine Aktivierung der Postsynapse erfolgt über ein erregendes oder exzitatorisches postsynaptisches Potential (EPSP) durch lokale Depolarisation, eine Hemmung dagegen über ein inhibitorisches postsynaptisches Potential (IPSP).

*Entstehung von EPSP (Bsp: Transmitter Glutamat)*
Glutamat hat 3 ligandengesteuerte Rezeptoren: die NMDA – Rezeptoren (N – Methyl – D – Aspartat) und die beiden Non – NMDA – Rezeptoren: AMPA (nach dem spezifisch an ihn bindenden Rezeptor $\alpha$ - amino – 3 – hydroxy – 5 – methyl – 4 – isoxazolepropionic acid) und Kainat/Quisqualat.

Wenn Glutamat ausgeschüttet wird, werden die Non – NMDA – Rezeptoren aktiviert und führen zu einem EPSP. Wenn die Zelle bereits depolarisiert ist, wenn das Glutamat eintrifft, werden zusätzlich noch die NMDA – Rezeptoren aktiviert, wodurch zur bereits bestehenden erhöhten $K^+$ und $Na^+$ Leitfähigkeit, auch Calciumkanäle geöffnet werden und somit $Ca^{2+}$ entlang des chemischen Gradienten langsam in die Zielzelle einströmt. Durch den Einstrom von $Na^+$ und $Ca^{2+}$ kommt es zur lokalen Depolarisation.

Normalerweise verstopfen Magnesiumionen den Kanal des NMDA – Rezeptors und werden erst hinausgeschwemmt, wenn die Zelle depolarisiert ist. Somit ist der NMDA – Rezeptorkanal sowohl liganden – als auch spannungsgesteuert und benötigt außerdem zusätzlich Glycin als Cotransmitter.

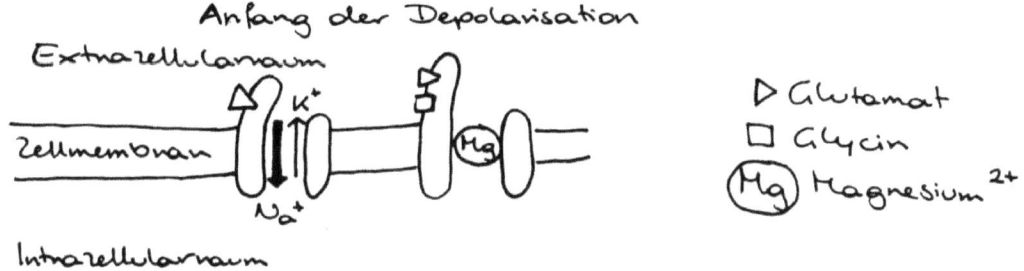

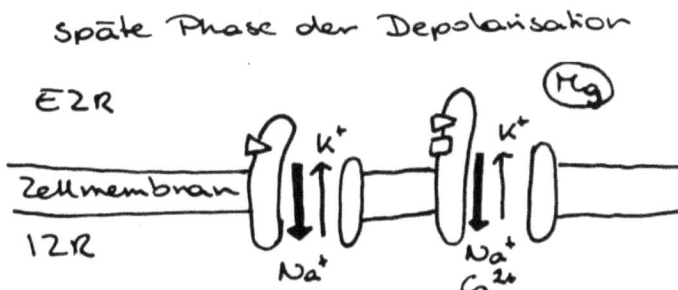

*Entstehung von IPSP*

Schnelle inhibitorische postsynaptische Potentiale werden häufig durch die Transmitter GABA (γ - Aminobuttersäure) oder Glycin ausgelöst, welche ligandengesteuerte Chloridkanäle öffnen. Dadurch kommt es durch den chemischen Gradienten zu einem Chlorideinstrom und somit zur lokalen Hyperpolarisation.

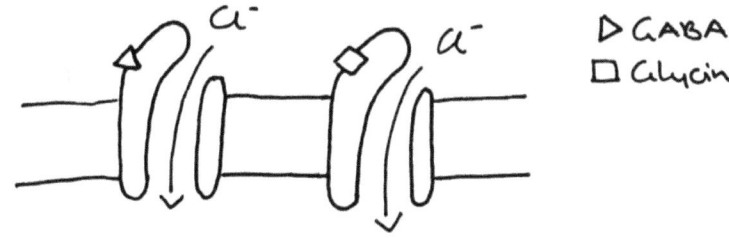

### 3. Integration von Signalen

Meist erhält ein Neuron von mehreren anderen Neuronen Signale und verrechnet dann diese zu einem einzigen Signal (Konvergenz), welches ihre Antwort bildet. Diese wird es wiederum an viele andere Neurone weiterleiten (Divergenz).

*Präsynaptische Integrationsmechanismen:*

Ein Neuron kann durch einen axoaxonalen Kontakt gehemmt oder verstärkt werden. Angenommen die Präsynapse hätte hemmende Wirkung auf die Postsynapse (1). Wenn die Präsynapse selbst gehemmt wird, kann sie ihre hemmende Wirkung auf die Postsynapse nicht entfalten (2). Wenn die Präsynapse verstärkt wird, wird ihre hemmende Wirkung auf die Postsynapse verstärkt (3). Da bei diesem Mechanismus unterschiedliche Synapsen involviert sind, spricht man von heterosynaptischer Bahnung oder Hemmung.

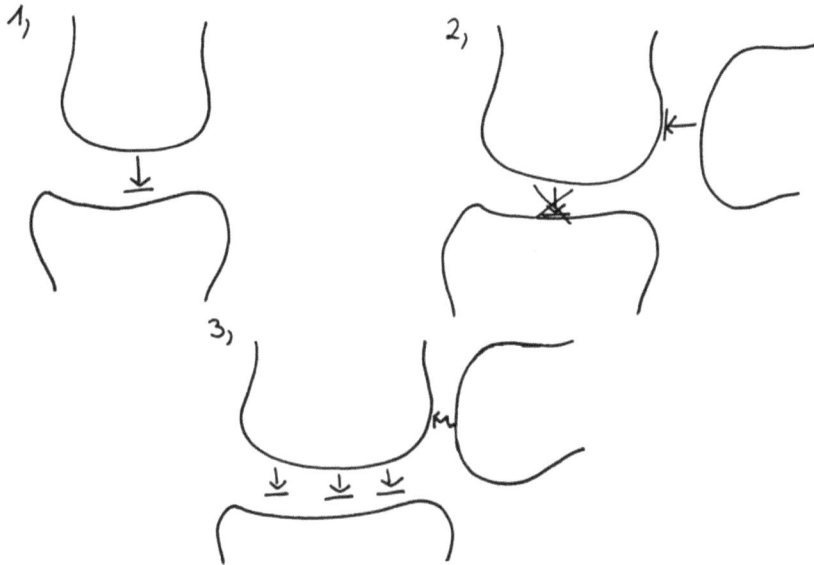

Eine weitere Möglichkeit ist ein Feedback – Mechanismus, bei dem ein Transmitter durch Bindung an einen Rezeptor in der Präsynapse die eigene Ausschüttung inhibiert.

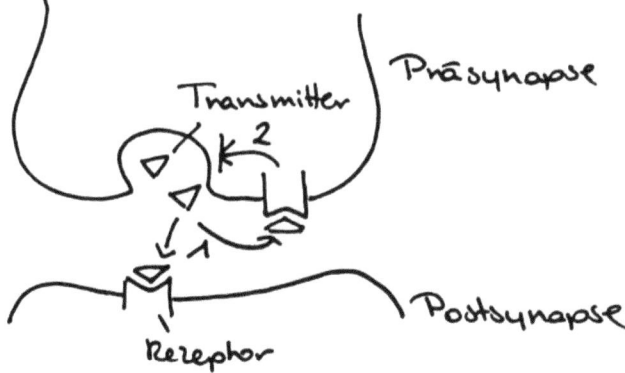

Bei vermindertem Calciumeinstrom, welcher für die Transmitterfreisetzung verantwortlich ist, wird ebenfalls die Präsynapse gehemmt. Entweder kann die Hemmung direkt, über ein Blockieren der Calciumkanäle erfolgen, oder indirekt, durch eine Hyperpolarisation, wodurch die Calciumkanäle sich nicht mehr öffnen.

Umgekehrt kann ein erhöhter Calciumeinstrom durch Schließen der Kaliumkanäle erzielt werden, da somit die Repolarisation verlangsamt abläuft.

*Postsynptische Integrationsmechanismen:*
Da ein Neuron viele synaptische Kontakte hat, kann es mehrere Signale gleichzeitig empfangen, die dann an der Triggerzone verrechnet werden. Auch hierbei handelt es sich um eine heterosynaptische Bahnung oder Hemmung.

Bei der zeitlichen Summation kommen an einer einzigen Synapse mehrere Signale schnell hintereinander an und treffen deshalb auch kurz nacheinander an der Triggerzone ein. Je mehr Potentiale ankommen, desto eher wird ein Aktionspotential ausgelöst.

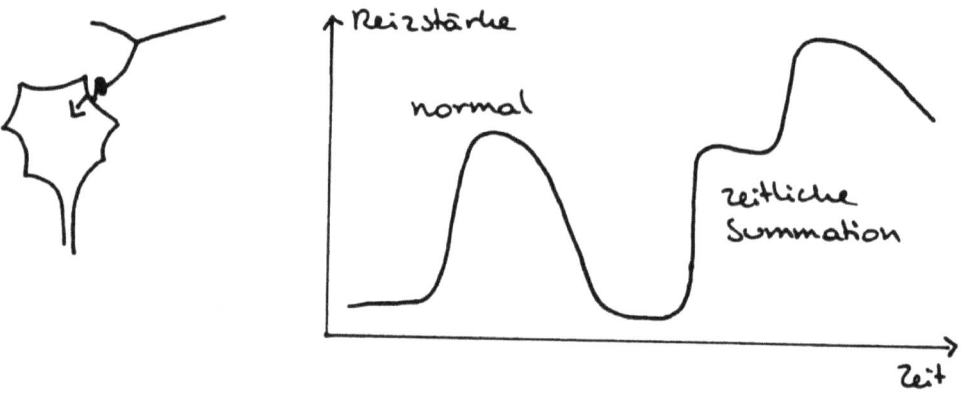

Bei der räumlichen Summation kommen an verschiedenen Dendriten zeitgleich oder kurz nacheinander Signale an. An der Triggerzone werden sie wieder miteinander verrechnet, wodurch sich erregende Potentiale „aufbauschen" und ein Aktionspotential verursachen können. Treffen jedoch gleichstarke hemmende und erregende Potentiale aufeinander, löschen sie sich gegenseitig aus.

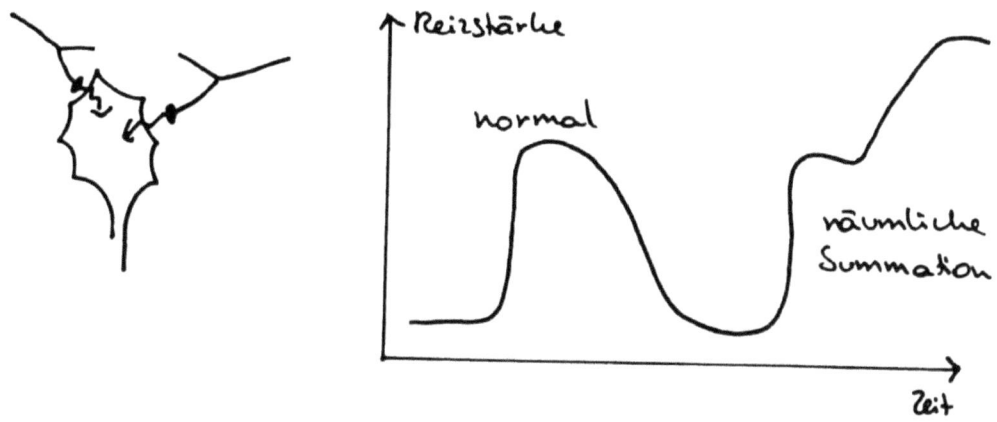

Ob Signale zeitgleich an die Triggerzone kommen und ob sie dort noch immer stark genug sind, um ein Aktionspotential auszulösen, entscheiden die passiven Membraneigenschaften.

*Posttetanische Potenzierung:*
In der Präsynapse löst ein ankommendes Aktionspotential einen Calciumeinstrom aus. Wenn ein weiteres Aktionspotential ankommt, bevor das Calcium vom ersten Einstrom wieder hinaustransportiert wurde, ist die Konzentration höher und somit werden auch mehr Transmittervesikel ausgeschüttet. Mit jedem ankommenden Aktionspotential wird also das an der Postsynapse ausgelöste postsynaptische Potential größer. Wenn viele Signale sehr hochfrequent auf ein Neuron treffen, spricht man von einer tetanischen Stimulation.

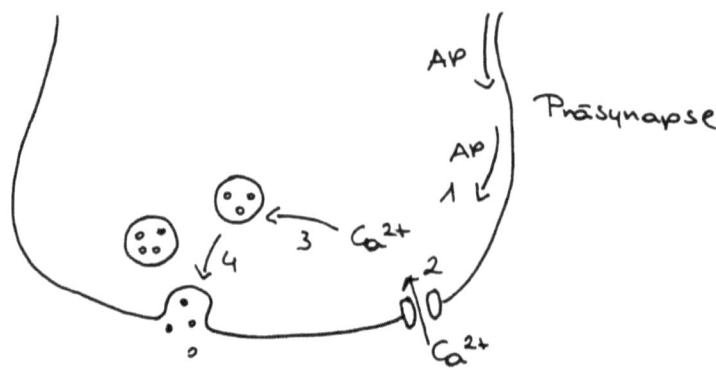

Wenn die Pulsserie vorbei ist, lösen innerhalb eines gewissen Zeitraumes eintreffende Aktionspotentiale ebenfalls verstärkte postsynaptische Potentiale aus, was als posttetanische Potenzierung bezeichnet wird. Relativ kurz nach der tetanischen Stimulation ist der Grund dafür das Restcalcium, also die noch immer erhöhte intrazelluläre Calciumkonzentration in der Präsynapse.

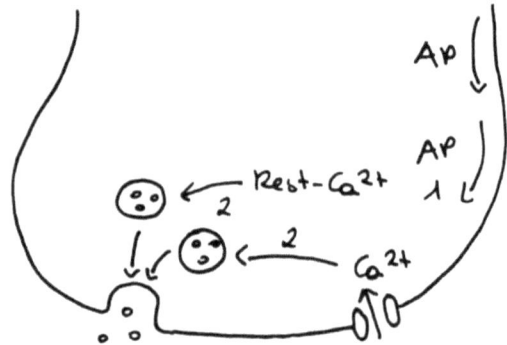

Spätere posttetanische Potenzierungen werden durch Enzyme verursacht, welche durch die langanhaltende höhere Calciumkonzentration aktiviert wurden und nun ihrerseits Komponenten des Exocytoseapperats phosphorylieren, wodurch die Geschwindigkeit bzw. Wahrscheinlichkeit einer Transmitterfreisetzung erhöht wird. Dieser Effekt hält einige Minuten an.

Da hier nur eine Synapse beteiligt ist, spricht man von einer homosynaptischen Bahnung oder Hemmung.

*Langzeitpotenzierung*

Die Langzeitpotenzierung ist ebenfalle eine homosynaptische Bahnung oder Hemmung und hält Stunden oder sogar Tage an. Somit ist sie wichtig für die Gedächtnisbildung und den Lernprozess.

Hier spielt neben Calcium der Neurotransmitter Glutamat eine wichtige Rolle. Normalerweise werden nur die Non – NMDA – Rezeptoren, AMPA und Kainat, aktiviert, erst bei aufeinanderfolgenden Signalen und dadurch erhöhter Depolarisation der Postsynapse wird das Magnesium im NMDA – Rezeptorkanal hinausgeschwemmt. Somit kommt es zusätzlich zu Calciumeinstrom in der Postsynapse, wodurch ein weiterer Botenstoff freigesetzt wird (Stickoxid oder Kohlenmonoxid), welcher in die Präsynapse wandert und die Transmitterfreisetzung erhöht. Dadurch entsteht eine kreisende Erregung. Weiters werden die Non – NMDA – Rezeptoren vermehrt in die Postsynapse eingebaut und zusätzlich phosphoryliert, wodurch sie ihre Leitfähigkeit erhöhen.

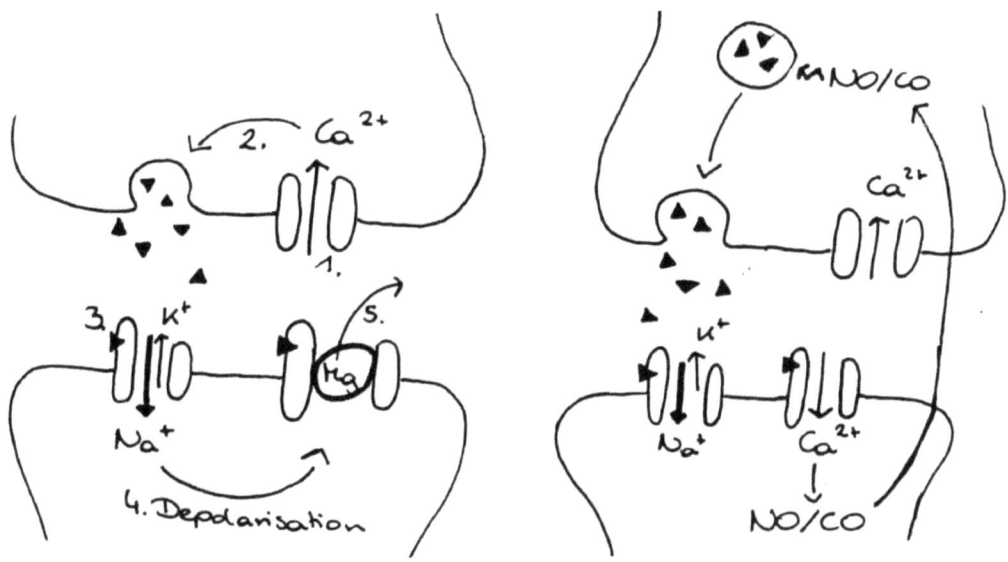

*Synaptische Plastizität*

Die synaptische Plastizität beschreibt die aktivitätsabhängige Änderung der Stärke der synaptischen Übertragung und die Voraussetzung für die Bildung eines Langzeitgedächtnisses. Durch sie können Neuronen flexibel auf Reize reagieren und sich immer wieder auf neue Verhältnisse einstellen. Dazu gehört im eigentlichen Sinne nur die Änderung der Effektivität synaptischer Übertragung an bereits existierenden Synapsen, beispielsweise postsynaptisch durch Modifizierung der AMPA – Rezeptoren, wodurch sie in der gleichen Zeit mehr Kationen durchlassen, oder durch Vermehrung oder Verminderung der Anzahl der Rezeptoren. Präsynaptisch kann die Menge an pro Zeiteinheit ausgeschütteter Transmitter durch Modifikation des Ausschleusungsapparats verändert werden, sowie die Wiederaufnahme des Transmitters aus dem synaptischen Spalt. Zusätzlich wird oft auch der Auf – und Abbau synaptischer Verbindungen miteinbezogen, der durch die dauerhafte Erhöhung der intrazellulären Calciumkonzentration, über die Aktivierung von Kinasen und Bildung von Wachstumsfaktoren, vermittelt wird.

Man unterscheidet allgemein die short – term plasticity, bei der die Erhöhung oder Verringerung der Übertragungsstärke nur einige Millisekunden bis höchstens einige Minuten anhält und die long – term plasticity, bei der die Veränderung viele Minuten bis Stunden andauert, mitunter auch lebenslang. Es gibt immer die Möglichkeit einer Depression, also Verringerung der Übertragungsstärke, sowie die einer Potenzierung, also Verstärkung, und beide sind wichtig für das Gedächtnis. Die Depression ist wichtig, um ähnliche Gedächtnisinhalte voneinander zu unterscheiden, während die Potenzierung dafür sorgt, dass man sich besser und schneller an den Gedächtnisinhalt erinnern kann.

## 4. Rheobase und Chronaxie

Die Rheobase und die Chronaxie sind beides Werte, welche ermittelt werden, um herauszufinden, ob eine Muskel – Nerv – Einheit funktional ist, also ob Reize weitergeleitet werden. Dies ist insbesondere dann wichtig, wenn ein Defekt entlang der Reizleitungsbahn vermutet wird.

Die Rheobase ist die Reizstärke, die für die Entstehung eines Aktionspotentials bzw. in der Physiotherapie für eine Muskelzuckung benötigt wird, wenn dieser Reiz lange einwirkt und sich somit zeitlich summieren kann.

Die Chronaxie ist die benötigte Dauer der Reizeinwirkung bei doppelter Rheobase. Für beide Werte gibt es Vergleichstabellen und trägt man sie in ein Diagramm ein, so erhält man die Schwellenantwortkurve.

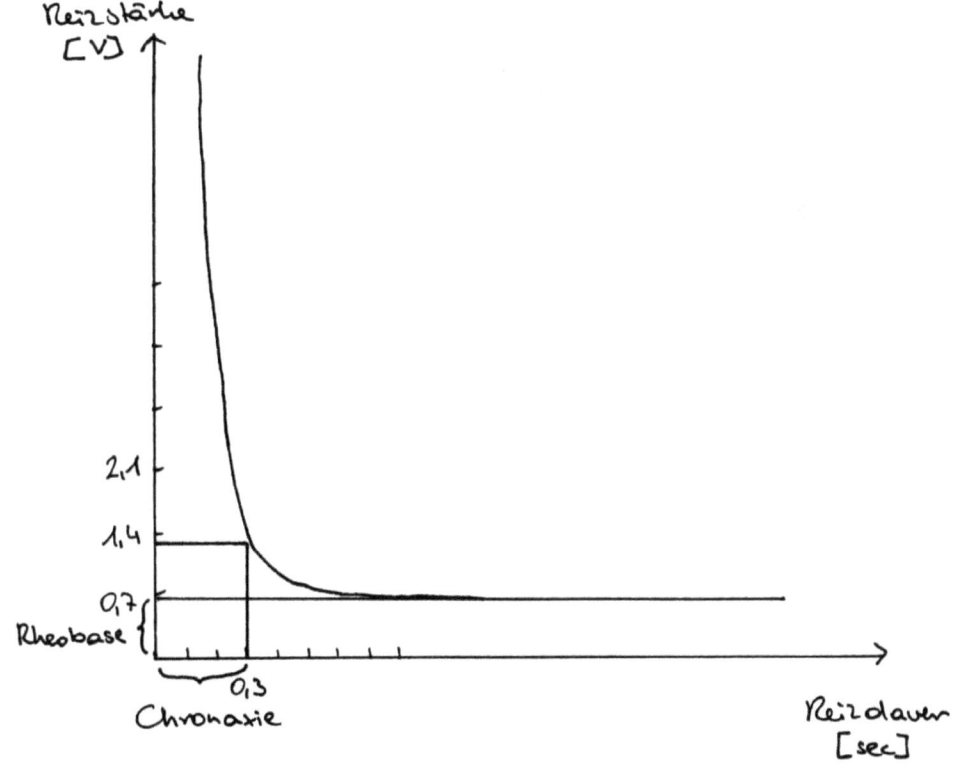

# Vegetatives Nervensystem

Das vegetative Nervensystem reguliert die inneren Organe und den Stoffwechsel eines Organismus. Es wird auch als autonomes oder unwillkürliches Nervensystem bezeichnet, obwohl zum Teil vegetative Reflexe wie der Miktionsreflex willentlich beeinflusst werden können.

## 1. Unterschiede zum somatischen Nervensystem

Das autonome Nervensystem unterscheidet sich in einigen Punkten vom somatischen Nervensystem. Der erste Unterschied sind die Zielstrukturen: Das somatische Nervensystem steuert Skelettmuskulatur an, während das autonome glatte Muskulatur, Herzmuskulatur und Drüsen innerviert. Des Weiteren ist es außerhalb des zentralen Nervensystems aus Ketten von 2 hintereinandergeschalteten Neuronen aufgebaut, während das somatische Nervensystem seine Befehle in der Peripherie nur über 1 Neuron weiterleitet. Dieses Neuron ist myelinisiert, genauso wie das präganglionäre Neuron des autonomen Nervensystems. Das postganglionäre Neuron ist jedoch unmyelinisiert. Der letzte auffällige Unterschied ist, dass somatische Neuronen ihr Ziel immer aktivieren, die des autonomen Systems können es entweder aktivieren oder inhibieren.

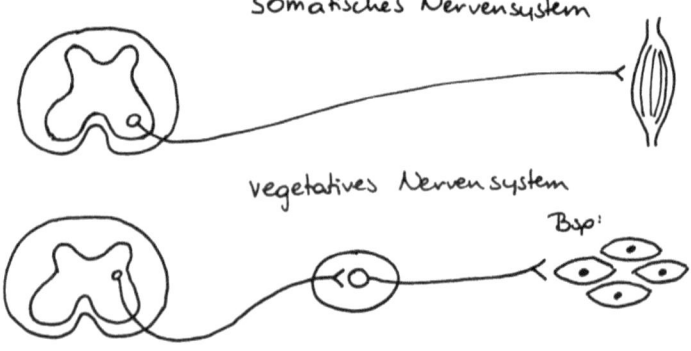

## 2. Bestandteile und Funktionsweise

Das vegetative Nervensystem ist in 2 anatomisch wie funktionell unterschiedliche Subsysteme und ein mehr oder weniger davon autonomes unterteilt. Diese Systeme sind der Sympathicus, der Parasympathicus und das intramurale Nervensystem, welches vor allem im Darm gut nachweisbar ist und daher als „Bauchgehirn" oder enterisches Nervensystem bezeichnet wird. Es arbeitet eigenständig, unterliegt allerdings der Regulation des sympathischen und parasympathischen Systems. Da der Sympathicus und der Parasympathicus aus efferenten, also in die Peripherie meldenden Nerven, besteht, benötigt der Körper noch viszerale Afferenzen, also Nerven, welche Informationen von den Eingeweiden (= viscera) zum Zentralnervensystem leiten.

Sympathicus und Parasympathicus sind antagonistisch wirkende Systeme. Das sympathische System ist dafür zuständig den Körper auf eine Flucht oder eine Kampfsituation einzustellen (Fight or Flight – System) und daher bei Stress aktiv, der Parasympathicus wirkt aktivierend auf Systeme, die nur im entspannten Zustand arbeiten sollen (Rest and digest – System). Die Einstellung des gesamten Organismus auf eine Situation, beispielsweise auf eine Notfallreaktion, wie eine Flucht, wird als unspezifische vegetative Aktivierung bezeichnet.

Neben der unspezifischen vegetativen Aktivierung gibt es auch vegetative Reflexe. Reflexe sind stereotype motorische Reaktionen, die unwillkürlich ablaufen und meist nicht beeinflusst werden können. Die Funktion des vegetativen Nervensystems basiert größtenteils auf Reflexen, wobei ein Reflexbogen viscerale Afferenzen, welche Reizungen der Nozizeptoren, Mechano – und Chemorezeptoren und auch thermische Reize melden, Interneurone, die den ankommenden Reiz auf die richtigen Efferenzen umschalten, und vegetative Neurone als Efferenzen besteht.

## 3. Vegetative Afferenzen

Die visceralen oder vegetativen Afferenzen sind Neurone, welche Informationen über den Zustand der Organe zum zentralen Nervensystem leiten. Ihre Zellkörper liegen meist in Spinalganglien, ihre Dendriten sind sehr lang und verzweigen sich in der Peripherie, wo sie mit Sensoren in Verbindung stehen. Im Gastrointestinaltrakt sind dies vor allem Dehnungs – oder Chemosensoren, welche entweder auf den intraluminalen pH – Wert oder auf bestimmte Nährstoffe reagieren. Die Dendriten dieser Afferenzen laufen in den Nerven mit, in denen auch die Efferenzen liegen und werden typischerweise nach diesem Nerven benannt. Beispielsweise werden die Afferenzen im Nervus vagus „vagale Afferenzen" genannt.

Eine Reizung des Sensors führt zur Auslösung eines Aktionspotentials in der afferenten Faser. Die Erregung wird über die Radix dorsalis ins Dorsalhorn des Rückenmarks geleitet, wo sie dann umgeschalten wird.

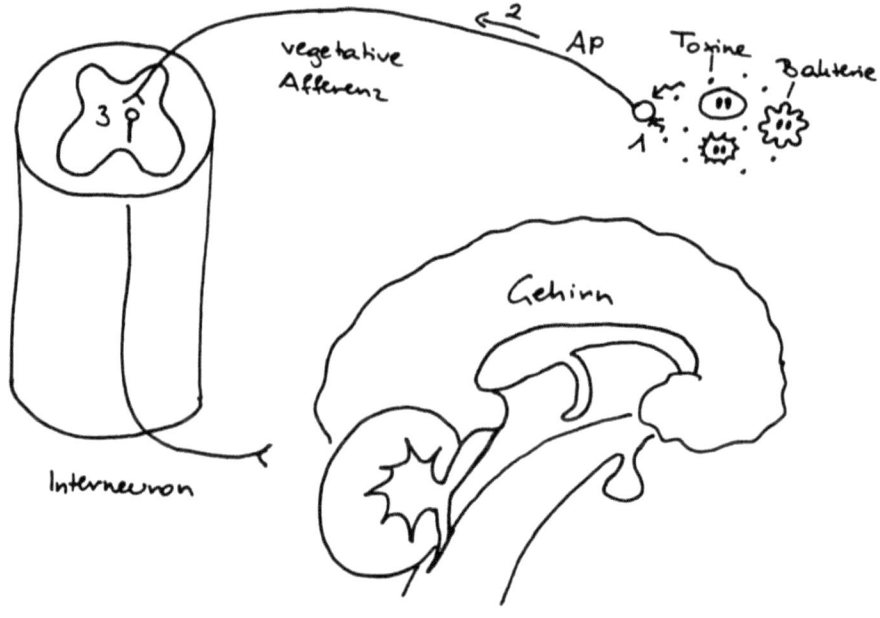

Eine gewisse Ungenauigkeit resultiert daher, dass im Rückenmark die sensiblen Nerven eines Organs mit den sensiblen Nerven der darüberliegenden Hautregion auf dieselben Interneurone verschaltet sind und somit für das zentrale Nervensystem nicht mehr klar ist, ob beispielsweise die Information „Schmerz" aus dem Hautareal oder aus den darunterliegenden inneren Organen stammt. Man spricht von einem „übertragenen Schmerz". Dadurch ist der Körper in sogenannte Head'sche Zonen unterteilt, die man jeweils einem Rückenmarkssegment zuordnen kann. Ob eine Schmerzwahrnehmung nur in einer Zone oder in mehreren vorhanden ist, kann Aufschluss auf das betroffene Organsystem liefern und ist durch Beobachtung oder Tasten (reflektorische Muskelverspannung) herauszufinden.

## 4. Vegetative Efferenzen

Prinzipiell sind Parasympathicus und Sympathicus vom Aufbau nahezu gleich. Beides sind 2 – Neuronen – Ketten, was bedeutet, dass sich die Zellkörper der ersten Neurone im Zentralnervensystem befinden. Ihre Axone ziehen dann zu sogenannten peripheren Ganglien, wo sich die Perikaryen der zweiten Neurone befinden.

Die ersten Neurone werden auch als zentrale oder präganglionäre Neurone bezeichnet, aufgrund der Lage ihrer Zellkörper bzw. weil sie zu einem Ganglion ziehen und somit auf dem Weg der Reizweiterleitung „davor" liegen. Das periphere Ganglion besteht aus den Zellkörpern der zweiten Neurone und den Enden der Axone der zentralen Neurone und wird deshalb als peripher bezeichnet, weil es schlichtweg nicht im Zentralnervensystem, sondern außerhalb liegt. Hier wird die Information, die aus dem ZNS stammt, durch eine synaptische Verbindung vom zentralen Neuron auf den Zellkörper oder die Dendriten des zweiten Neurons übertragen, was als „Umschaltung" bezeichnet wird. Die zweiten Nerven werden auch als periphere oder postganglionäre Neurone bezeichnet, weil sie in die Peripherie ziehen und in der Reizleitung „hinter" dem Ganglion liegen. Ihre Axone ziehen zu den Organen, wo sie dann schlussendlich die Information an den Effektor übermitteln. Effektoren sind glatte Muskelzellen des Darms, der Gefäße, des Uterus, der Bronchien und der Haut, Herzmuskelzellen und Drüsen.

## 4.1. Sympathicus

Die zentralen Neurone des Sympathicus haben, weshalb er als das thorakolumale System bezeichnet wird, ihre Kerne im Lateralhorn des Thoracal – und Lumbalmark (Th 1 – L 4/6), von wo aus sie mit Rami communicantes albi zum Grenzstrang ziehen. Der Grenzstrang oder Truncus sympathicus besteht aus paravertebralen Ganglien und Rami communicantes, also Nerven, welche nicht im gleichzähligen Ganglion auf ihr postganglionäres Neuron umschalten, sondern zum nächsten oder übernächsten Ganglion ziehen oder erst viele Ganglien weiter cranial oder caudal umschalten. Neurone, die hier umgeschalten werden, ziehen mit einem Ramus communicans griseus wieder zurück zum Ramus dorsalis oder ventralis und verlaufen mit diesem zum Innervationsgebiet. Der Grenzstrang befindet sich auf beiden Seiten der Wirbelsäule, somit sind die paravertebralen Ganglien paarig.

Spinalganglion
Radix dorsalis
Ramus dorsalis
Ramus ventralis
Truncus sympathicus
Ramus communicans
Radix ventralis
prävertebrales Ganglion
paravertebrales Ganglion
Organe der Bauchhöhle

Rückenmark
Ganglion cervicale superficiale
Auge
Tränen- & Speicheldrüsen
Lunge
Herz
Ganglion coeliacum
Leber
Magen + Pancreas
Dünndarm
Ganglion mesentericum craniale
Nebennierenmark
Dickdarm
Ganglion mesentericum caudale
Blase
Reproduktionsorgane
Lumbal- & Thorakalmark
Truncus sympathicus

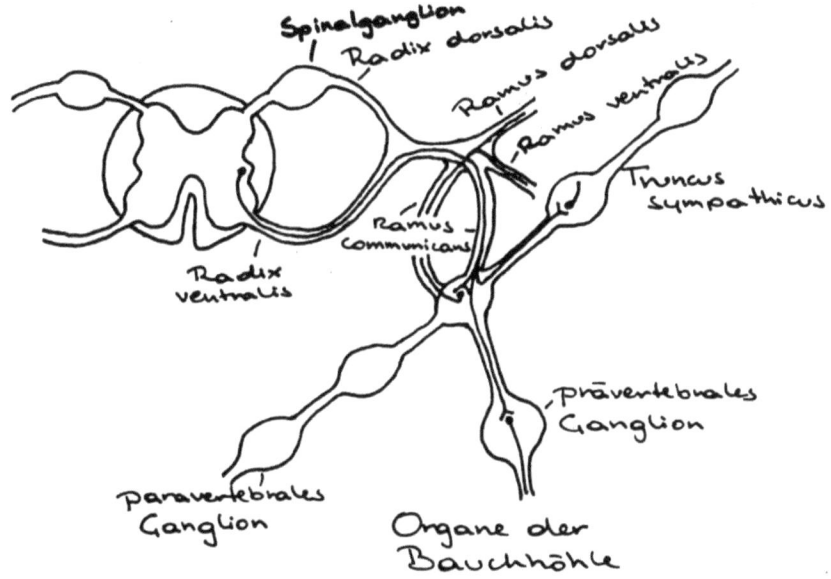

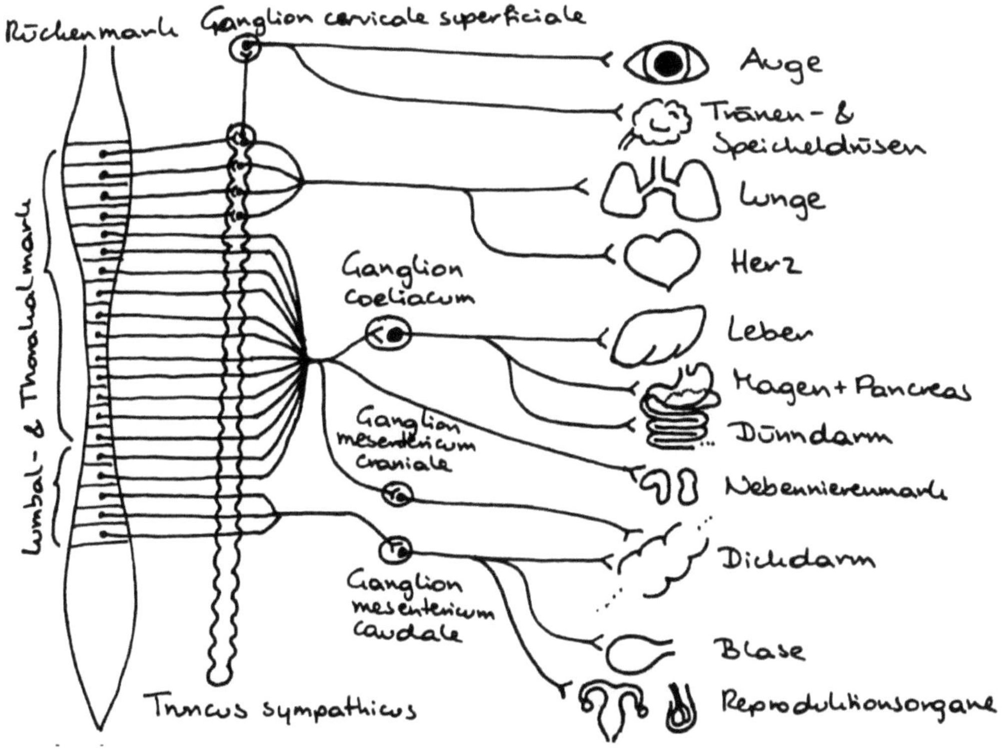

Sympathische Neurone können aber auch den Truncus sympathicus unverändert passieren und zu den unpaaren prävertebralen Ganglien ziehen, um dort umgeschaltet zu werden. Hiervon gibt es nur drei: Ggl. coeliacum, Ggl. mesentericum craniale und Ggl. mesentericum caudale. Fasern, die zum Nebennierenmark ziehen, werden nicht im Ggl. coeliacum umgeschalten, sondern erst im Nebennierenmark selbst, da es sich um ein umgebautes sympathisches Ganglion handelt und seine Zellen den postganglionären Neuronen entsprechen.

Die von den Ganglien wegziehenden Axone liegen entweder als perivaskuläre Nervenfasern in der Wand von Blutgefäßen, die sie bei dieser Gelegenheit gleich mitinnervieren, oder als vegetative Nerven gebündelt.

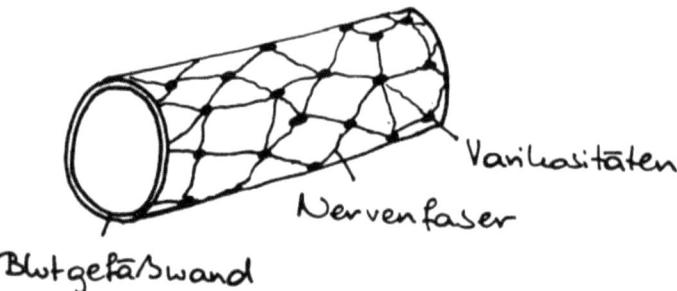

Der Sympathicus schickt seine Efferenzen zur glatten Muskulatur sämtlicher Organe, zur Herzmuskulatur, zu den Gefäßen und zum Teil auch zu exokrinen Drüsen.

4.2. Parasympathicus

Die zentralen Neurone des Parasympathicus haben ihre Somata einerseits im Hirnstamm, von wo aus die Axone mit verschiedenen Gehirnnerven mitziehen (N. oculomotorius, N. facialis, N. glossopharyngeus, N. vagus), andererseits auch im Sacralmark, weshalb er als das kraniosakrale System bezeichnet wird. Umgeschalten wird im Gegensatz zum Sympathicus organnahe, die Ganglien liegen in den Wänden der innervierten Organe. Dadurch sind die präganglionären Fasern des Parasympathicus um einiges länger als die des Sympathicus, dafür die postganglionären kürzer.

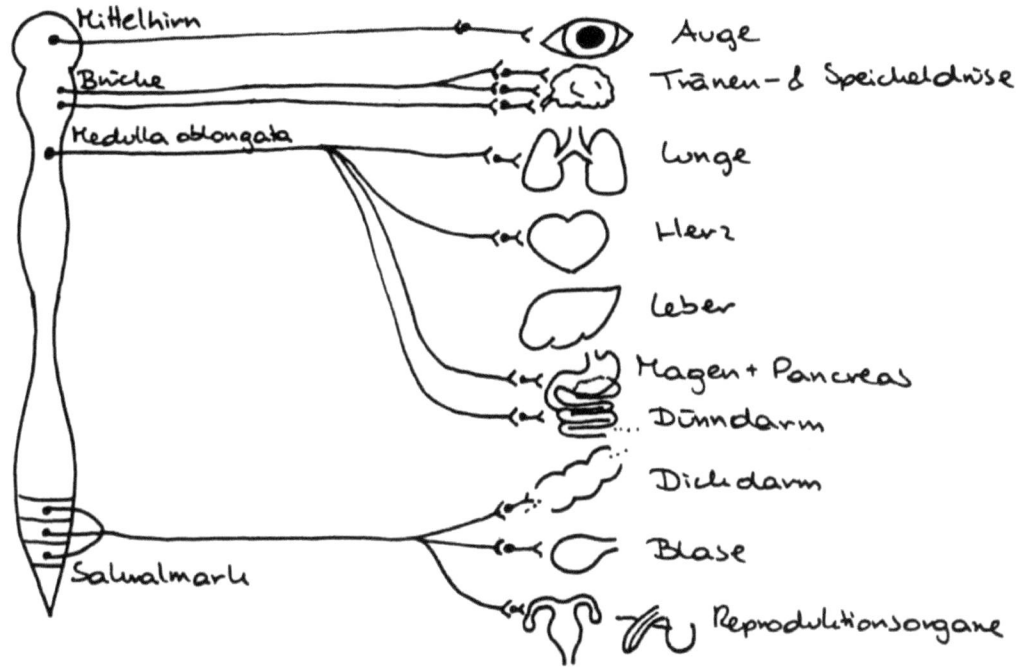

Auch der Parasympathicus innerviert sämtliche Organe, das Herz und die Drüsen. Jedoch werden Gefäße, mit Ausnahme der Arteriolen in den Geschlechtsorganen und der Speicheldrüsen, nicht von ihm innerviert.

4.3. Nervenkontaktstellen

Die Übertragung der Erregung vom präganglionären auf das postganglionäre Neuron erfolgt bei Sympathicus und Parasympathicus mittels Synapsen und dem Transmitter Acetylcholin, der hier an einen nicotinergen Rezeptor bindet.

Bei der Übertragung der postganglionären Neurone auf das Zielorgan werden keine Synapsen verwendet. Das Axon verzweigt sich und besitzt in bestimmten

Abständen Auftreibungen, sogenannte Varikositäten. In diesen Verdickungen des Axons befinden sich transmittergefüllte Vesikel, welche, wie bei einer Synapse, bei einem eintreffenden Aktionspotential mit der Axonmembran verschmelzen und ihren Inhalt freigeben. Die Transmitter diffundieren dann zu diffus verteilten Rezeptoren in der Zellwand der Effektoren.

Während der Parasympathicus weiterhin Acetylcholin verwendet, welches hier jedoch an muscarinerge Rezeptoren andockt, verwendet der Sympathicus Noradrenalin für adrenerge Rezeptoren.

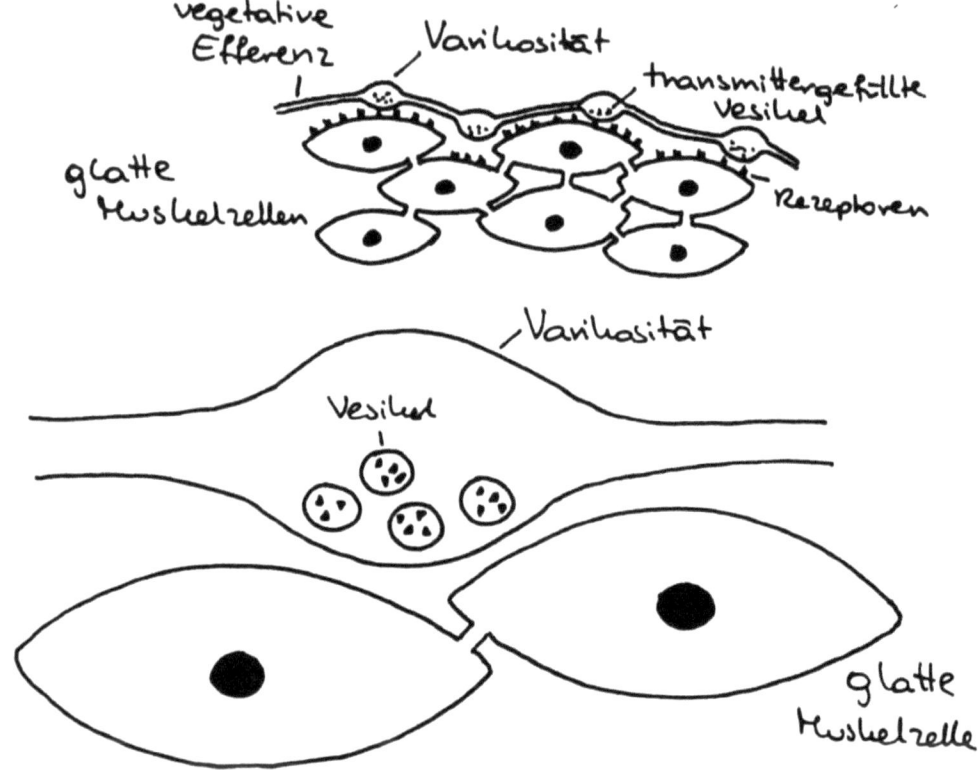

4.4. Nebennierenmark

Das Nebennierenmark stellt quasi eine Mischung von Ganglion und Hormondrüse dar. Präganglionäre Neurone des Sympathicus ziehen zu seinen hormonbildenden

Zellen und aktivieren dort die Freisetzung von Adrenalin und Noradrenalin in die Blutbahn. Diese Hormone unterstützen die Sympathicuswirkung auf den Körper.

## 5. Transmitter und Rezeptoren von Sympathicus und Parasympathicus

### 5.1. Acetylcholin

Acetylcholin wird im Cytoplasma der Nervenzellen durch das Anlagern eines Cholins an ein Acetyl – Coenzym A, unter Abspaltung des Coenzyms A, synthetisiert. Dabei hilft die Cholinacetyltransferase. Das fertige Acetylcholin wird dann in Vesikel gespeichert und zur Nervenendigung transportiert.

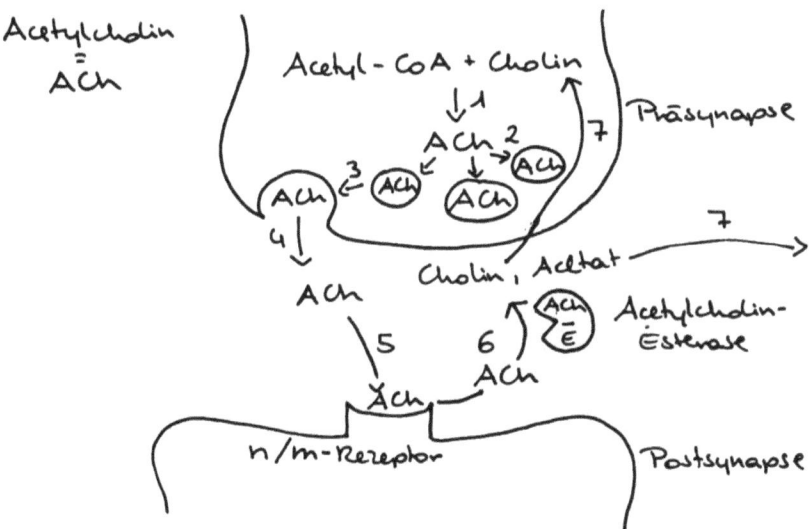

Im synaptischen Spalt befindet sich die Acetylcholinesterase, welche den Transmitter in Acetat und Cholin spaltet. Acetat wird aus dem Spalt ausgewaschen, Cholin wird wieder in die Präsynapse aufgenommen, um recycelt zu werden.

Bei den cholinergen Rezeptoren, also den Rezeptoren für Acetylcholin, unterscheidet man nicotinerge und muscarinerge Rezeptoren. An nicotinergen Rezeptoren wird die Acetylcholinwirkung von Nicotin nachgeahmt. Diese finden ihre Verwendung bei der Umschaltung von prä – auf postganglionäre Neurone, sowohl im Sympathicus als auch Parasympathicus. Muscarinerge Rezeptoren lassen sich auch durch Muscarin, das Gift des Fliegenpilzes, erregen und befinden sich auf parasympathisch innervierten Endorganen.

*1. nicotinerger Rezeptor:*

Der nicotinerge Rezeptor ist ein ligandengesteuerter Ionenkanal. Sobald Acetylcholin an den Rezeptor bindet, öffnet sich der unspezifische Kationenkanal, wodurch vor allem Na$^+$, aber auch K$^+$ einströmt. Durch den ungleich höheren chemischen Gradienten für Natrium, hat dieses natürlich ein viel größeres Bestreben in die Zelle zu gelangen. Bei genügend starker Depolarisation öffnen zusätzlich noch spannungsgesteuerte Na$^+$ – Kanäle, wodurch ein Aktionspotential ausgelöst wird.

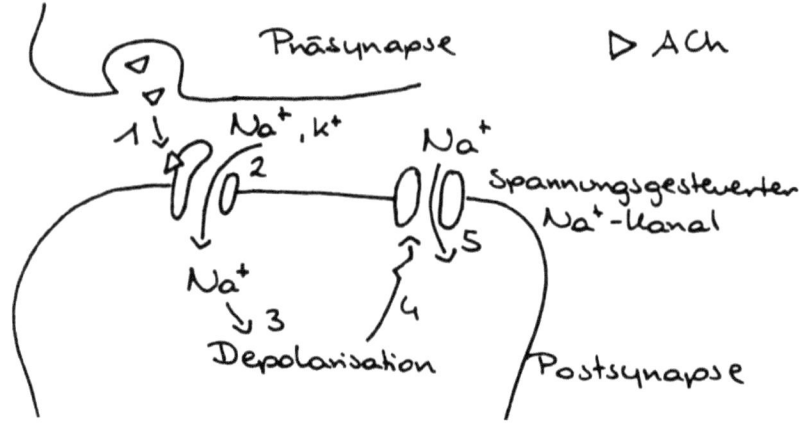

*2. muscarinerge Rezeptoren:*

Bei muscarinergen Rezeptoren unterscheidet man $M_1$ –, $M_2$ – und $M_3$ – Rezeptoren. Alle muscarinergen Rezeptoren sind G – Protein – gekoppelte Rezeptoren. Die Bindung von Acetylcholin löst eine Aktivierung eines G – Proteins aus.

$M_1$ – Rezeptoren befinden sich auf Neuronen im ZNS und auf enterischen Neuronen, $M_2$ – Rezeptoren auf den Schrittmacherzellen des Herzens und $M_3$ –

Rezeptoren findet man auf sämtlichen anderen parasympathisch innervierten Organen.

Beim Typ $M_1$ und $M_3$ aktiviert das G – Protein die Phospholipase C. Diese baut Phospholipide in der Zellmembran ab, wodurch $IP_3$ freigesetzt wird. $IP_3$ öffnet die $Ca^{2+}$ – Kanäle im Endoplasmatischen Retikulum, wodurch Calcium in die Zelle strömt. Als Nebenprodukt des Phopholipidabbaus wird Diacylglycerol (DAG) frei, das die Proteinkinase C aktiviert, welches durch die Phosphorylierung anderer Proteine die zelluläre Antwort bildet.

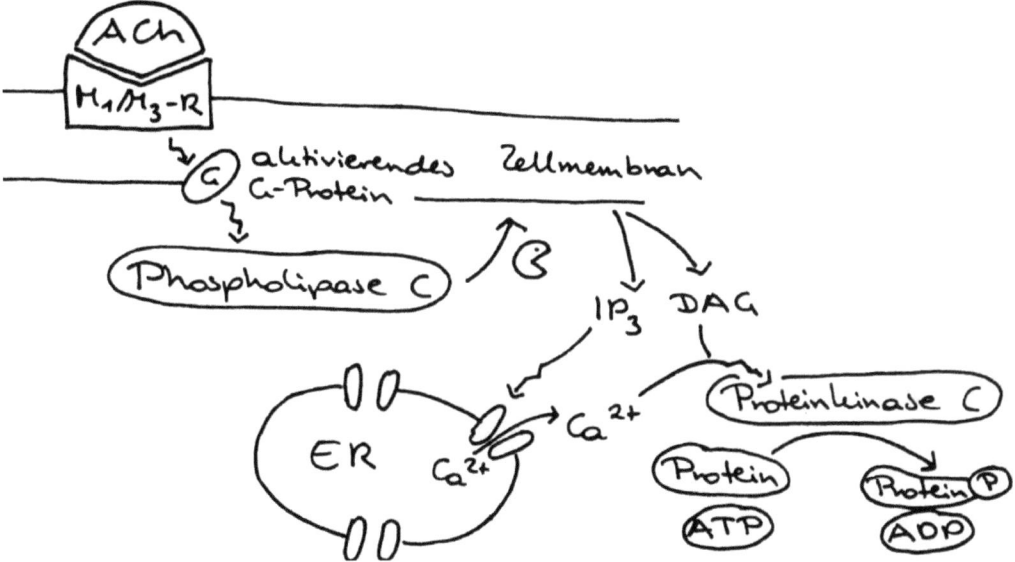

Beim Typ $M_2$ wird durch die Bindung von ACh ein hemmendes G – Protein aktiviert, welches die Adenylatcyclase hemmt, die normalerweise cAMP bildet. Dadurch sinkt die cAMP – Konzentration in der Zielzelle ab.

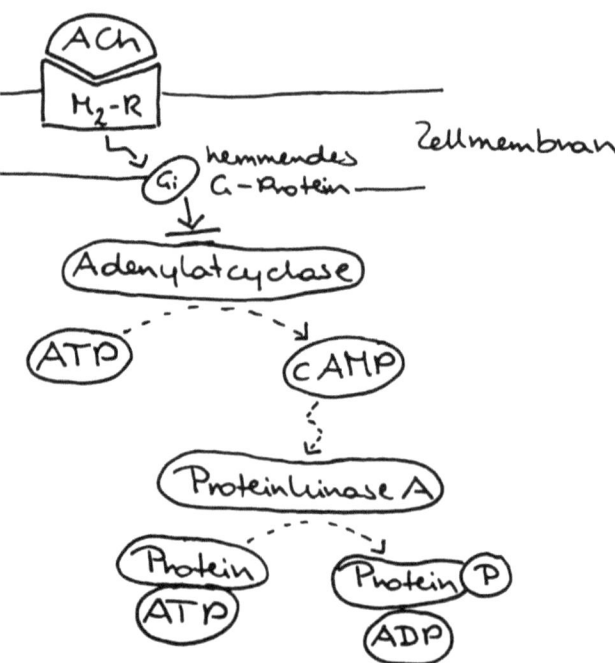

## 5.2. Adrenalin und Noradrenalin

Als Neurotransmitter spielt vor allem Noradrenalin eine große Rolle, Adrenalin dagegen als Hormon, produziert im Nebennierenmark. Nur bei Vögeln und niederen Vertebraten ist auch Adrenalin ein Neurotransmitter. Beide Substanzen werden aus der Aminosäure Tyrosin, über Dopa und Dopamin, hergestellt, wobei aus Dopamin Noradrenalin entsteht. In der Nebenniere wird Noradrenalin weiterverarbeitet zu Adrenalin, während im Cytoplasma der postganglionären Neurone des Sympathicus bereits Noradrenalin das Endprodukt darstellt.

Nach der Freisetzung von Noradrenalin wird seine Wirkung größtenteils durch Wiederaufnahme in die Varikositäten aufgehoben. Dabei wird es wieder in sekretorische Vesikel verpackt und kann wiederverwendet werden. Weiters diffundiert ein Teil des ausgeschütteten Noradrenalins ab, gelangt so in den Blutkreislauf und wird vor allem in der Leber durch Enzyme wie Catechol – O –

Methyltransferase (COMT) oder Monoaminotransferase (MAO) in Vanillinmandelsäure abgebaut, welche über den Urin ausgeschieden wird.

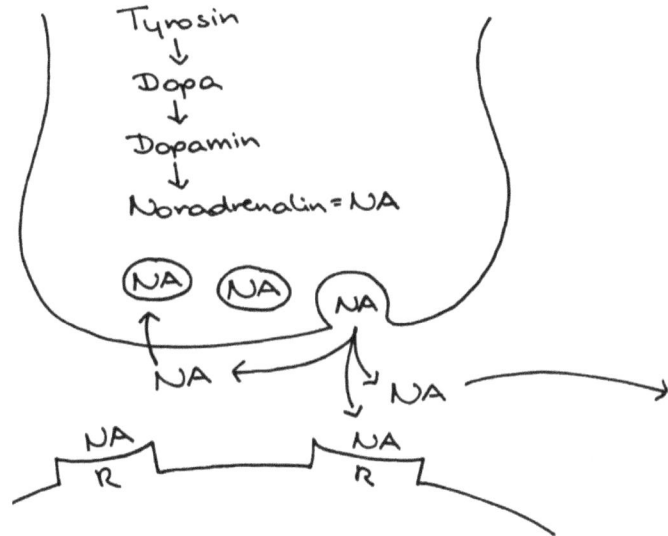

Adrenerge Rezeptoren sprechen nicht nur auf Noradrenalin, sondern auch auf Adrenalin an. Man unterscheidet hier $\alpha_1$, $\alpha_2$, $\beta_1$, $\beta_2$ und $\beta_3$ Rezeptoren. Hierbei handelt es sich wieder um G – Protein – gekoppelte Rezeptoren.

*1. $\alpha_1$ – Rezeptor:*

Wird ein $\alpha_1$ – Rezeptor erregt, wird der gleiche Signalweg in der Zelle aktiviert, wie bei einem Typ $M_1$ oder $M_3$ der muscarinergen Rezeptoren. Die Bindung von Noradrenalin oder Adrenalin bewirkt eine Aktivierung eines G – Proteins, welches die Phospholipase C aktiviert. Dadurch werden aus der Zellmembran Phospholipide abgebaut, was zu einer Freisetzung von Inositoltriphosphat (IP$_3$) führt. IP$_3$ öffnet Calciumkanäle im Endoplasmatischen Retikulum, wodurch die $Ca^{2+}$ – Konzentration in der Zelle stark steigt. Als Nebenprodukt des Phopholipidabbaus wird Diacylglycerol (DAG) frei, das die Proteinkinase C aktiviert. Dieses Enzym kann weitere Proteine aktivieren, wodurch schließlich die Zellantwort hervorgerufen wird.

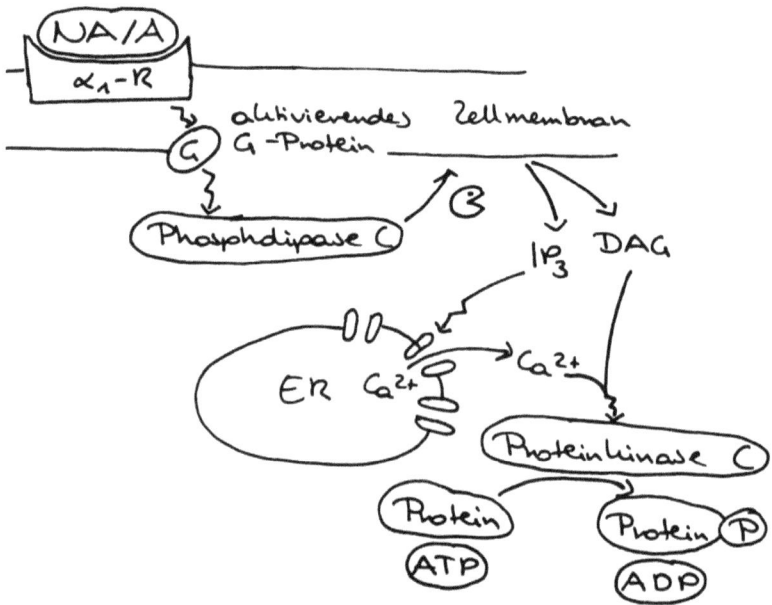

$\alpha_1$ – Rezeptoren befinden sich zum Beispiel auf Arterien der Haut, der Skelettmuskulatur und der Venen, wo ihre Aktivierung eine Vasokonstriktion bewirken. Bei den Schließmuskeln des Magen – Darm – Traktes wird eine Kontraktion hervorgerufen, genauso wie bei der Muskulatur des Ductus deferens und dem inneren Schließmuskel der Blase. Im Auge bewirkt er durch die Kontraktion des M. dilatator pupillae eine Pupillenweitung. Eine Kontraktion wird ebenfalls bei der Haarmuskulatur erzielt. Bei Speicheldrüsen nimmt die mucöse Sekretion zu, dafür nimmt die Sekretion in den Verdauungsdrüsen ab.

Zusammenfassend kann man sagen, dass durch eine Erhöhung des intrazellulären Calciumgehalts sämtliche mit $\alpha_1$ – Rezeptoren ausgestattete Muskulatur kontrahiert. Dies wären: Arterien in Haut und Skelettmuskeln und Venen (Entleerung des Blutspeichers), die Sphincteren des Magen – Darm – Traktes

(Ruhigstellen der energieaufwändigen Verdauung und der bei der Flucht behindernden Defäkation), der innere Sphincter der Blase (Unterdrückung der für die Flucht hinderlichen Miktion), die Muskulatur von Ductus deferens und Uterus, des M. dilatator pupillae (Erweiterung der Pupille um möglichst viele Reize aufzunehmen), Haarmuskulatur (Sträuben der Haare zB: um größer zu wirken > Einschüchterung des Feindes). Da die Verdauung durch die Aktivierung anderer Rezeptoren ruhiggestellt ist ($\alpha_2$ und $\beta_2$), inhibiert die Aktivierung der $\alpha_1$ - Rezeptoren die Sekretion der Speicheldrüsen, aktiviert allerdings die mucöse Sekretion der Speicheldrüsen.

## 2. $\alpha_2$ – Rezeptor:

Eine Aktivierung von $\alpha_2$ – Rezeptoren führt zur gleichen Kaskade wie auch schon bei $M_2$ – Rezeptoren. Über ein hemmendes G – Protein wird die Adenylatcyclase gehemmt, wodurch automatisch die cAMP – Konzentration in der Zielzelle sinkt.

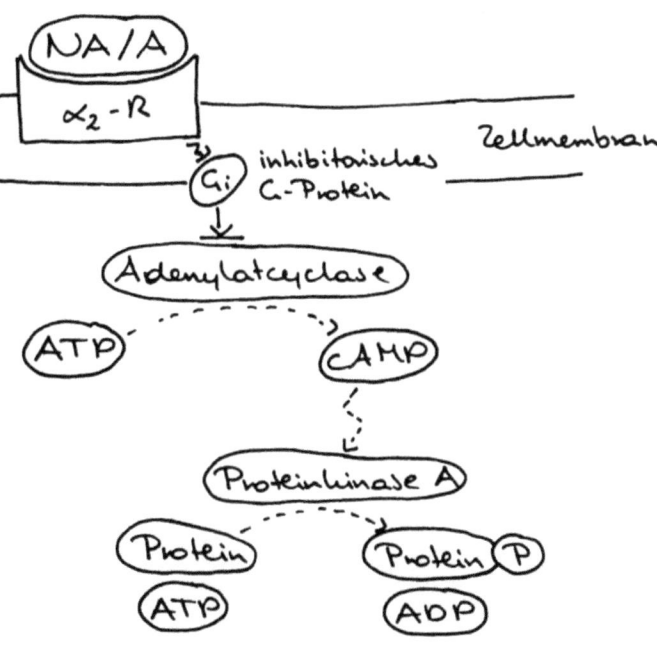

α$_2$ – Rezeptoren finden sich bei Zielorganen nur auf der Längs – und Ringmuskulatur des Gastrointestinaltraktes, wo sie bei einer Aktivierung die Motilität der Muskelschichten heruntersetzen. Allerdings findet man die gleichen Rezeptoren auch auf der Membran von Nervenendigungen adrenerger Neurone, um diese an der Freisetzung von Noradrenalin zu hindern. α$_2$ – Rezeptoren sind daher an der negativen Rückkopplung der Neuronen beteiligt.

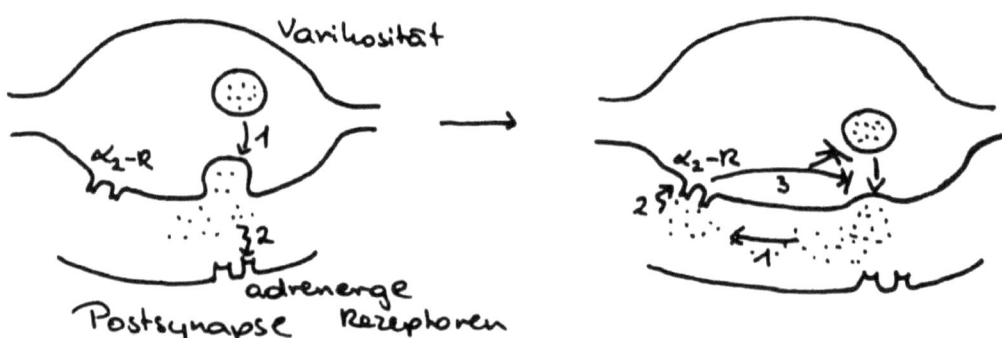

### 3. β – Rezeptoren:

Bei der Aktivierung der β- Rezeptoren wird über ein G – Protein die Adenylatcyclase aktiviert, wodurch der Zelle mehr cAMP zur Verfügung steht.

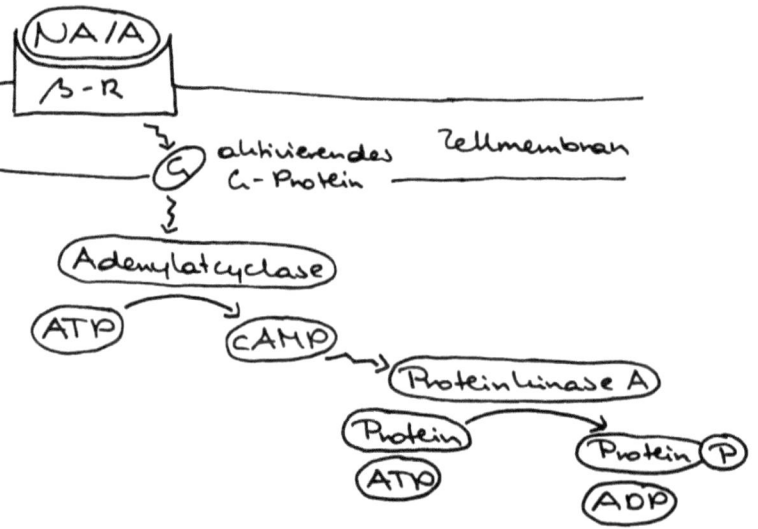

β₁ – Rezeptoren findet man am Herzen, wo die Schrittmacherzellen zu einer Erhöhung der Frequenz angeregt werden und das Arbeitsmyokard die Kontraktionskraft erhöht. An der Niere fördern diese Rezeptoren die Freisetzung von Renin (in Stresssituationen werden die inneren Organe vermindert durchblutet, da jedoch die Niere gleichbleibend filtrieren sollte, muss Renin über die Aktivierung von Angiotensin dafür sorgen, dass die afferenten Arteriolen kontrahiert werden, damit der Blutdruck konstant bleibt)

β₂ – Rezeptoren bewirken bei Arterien der Skelettmuskulatur eine Vasodilatation (bei Flucht oder Kampf brauchen Muskeln mehr Sauerstoff und Energie, dagegen muss vermehrt Laktat abtransportiert werden), bei der Längs – und Ringmuskulatur des Gastrointestinaltraktes eine Verringerung der Motilität. Der M. detrusor vesicae wird an der Kontraktion gehindert, genauso wie der Uterus und die Bronchien. In der Leber bewirken β₂ – Rezeptoren eine Steigerung der Glykogenolyse und in Fettzellen die Lipolyse, wodurch der Muskulatur vermehrt Energie zur Verfügung stehen.

β₃ – Rezeptoren befindet sich vor allem im braunen Fettgewebe und bewirkt dort den Abbau von selbigen.

## 5.3. Cotransmitter

In Nervenzellen können auch mehrere Transmitter gebildet werden, wodurch man in diesen Neuronen zwischen dem eigentlichen Transmitter und den Cotransmittern unterscheidet.

Für die Steuerung der Gefäßmuskulatur ist vor allem Stickoxid (NO) wichtig. Durch ein ankommendes Aktionspotential öffnen sich Calcium – Kanäle im Neuron, wodurch Calcium in die Zelle einströmt. Dort aktiviert sie das Enzym NO – Synthase, welche NO produziert. Stickoxid kann durch die Zellmembranen entlang seines

Konzentrationsgradienten diffundieren und in der Zielzelle an die Guanylatcyclase binden. Diese produziert dann cGMP, welches den Rücktransport von Calcium ins sarkoplasmatische Retikulum fördert. Ohne $Ca^{2+}$ kann keine Muskelkontraktion stattfinden, wodurch die Muskulatur in der Gefäßwand erschlafft und das Gefäß somit weitstellt.

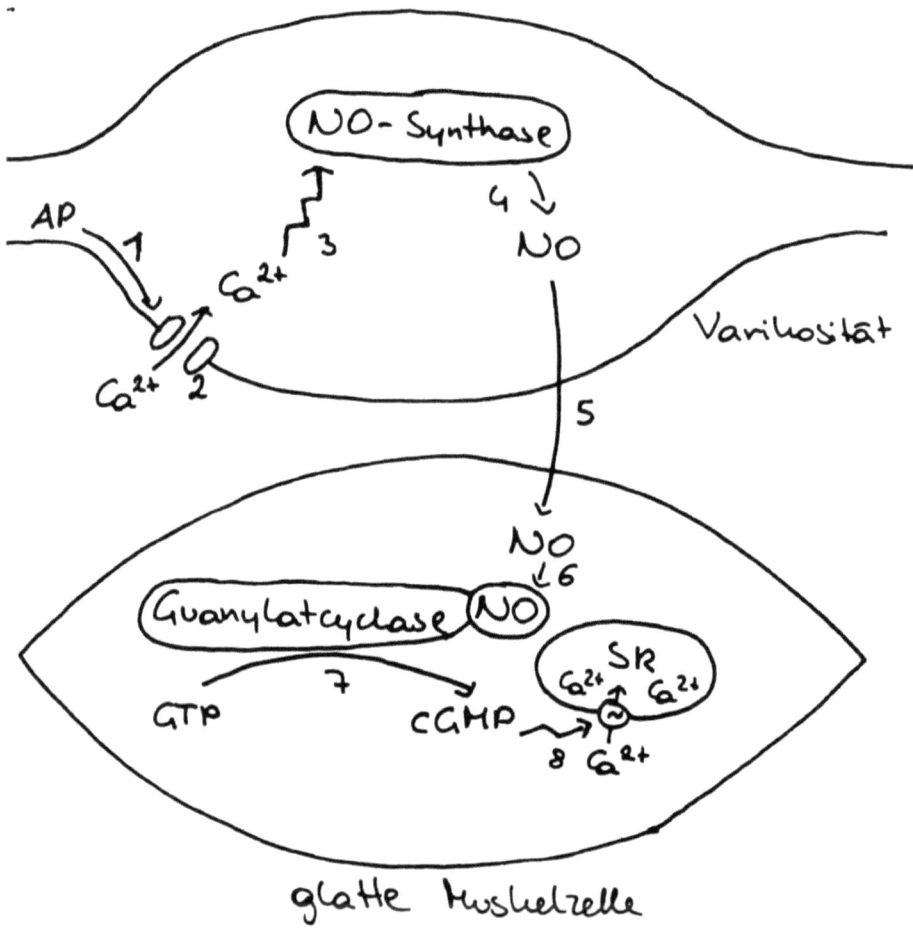

Ein weiterer Cotransmitter ist ATP, das an Purinrezeptoren von glatten Muskelzellen andockt und eine Kontraktion, beispielsweise an Arteriolenwänden, oder eine Relaxation, wie im Gastrointestinaltrakt, auslöst. Noch erwähnenswert ist die Gruppe der Neuropeptide, wie Vasoaktives Intestinales Peptid (VIP) oder Neuropeptid Y (NPY).

## 5.4. Rezeptor – Pharmakologie

Da das vegetative Nervensystem die Grundeinstellung für die Aktivität vieler Organsysteme oder des gesamten Organismus vornimmt, ist es für die Pharmakologie von großem Interesse. Pharmaka mit unterstützender Wirkung werden als Mimetika bezeichnet, solche mit hemmender als Lytika. So sind Parasympathomimetika Stoffe, welche aktivierend auf muscarinerge Rezeptoren wirken, wie beispielsweise Carbachol, ein acetylcholinanaloges Molekül, welches schlechter von der Acetylcholinesterase gespalten wird, was seine Wirksamkeit erhöht. Ein anderer Weg die Wirkung des parasympathischen Systems zu unterstützen ist die Verabreichung von AChE (Acetylcholinesterase) – Blockern. Ein Antagonist muscarinerger Rezeptoren ist Atropin, das Gift der Tollkirsche. Um die Pupillen zu erweitern und daher attraktiver zu wirken, tropften sich manche Frauen in der Renaissance das Extrakt der Tollkirsche in die Augen, wodurch der M. sphincter pupillae an der Kontraktion behindert wurde („bella donna").

Als Sympathomimetika werden Agonisten adrenerger Rezeptoren bezeichnet, wie Phenylephrin ($\alpha$ - Rezeptor) oder Isoprenalin ($\beta$ - Rezeptor). Als Sympatholytika werden hingegen Stoffe wie Phentolamin für $\alpha$ - und Propanolol für $\beta$ - Rezeptoren verwendet.

Da sowohl Sympathicus als auch Parasympathicus nicotinerge Rezeptoren verwenden, wirken Nikotin und Lobelin aktivierend auf beide Systeme, während beispielsweise Hexamethonium hemmend wirkt. Da es keine definitive Wirkung gibt, werden diese Art von Substanzen nicht verwendet.

# 6. Regulation der Transmitterwirkung

Im Körper ist in Wahrheit nicht entweder der Sympathicus oder der Parasympathicus aktiv, es sind beide mit einer gewissen Grundaktivität präsent, was man als basalen Sympathico – bzw. Parasympathicotonus bezeichnet. Durch verschiedene Feedback – oder Hemmmechanismen kann somit die Reaktion des Effektors sehr genau bestimmt und abgestuft werden.

## 1. Präsynaptische Autoinhibition

Wenn ein Neuron einen Transmitter ausschüttet, bindet dieser nicht nur an den Rezeptor des Effektors, sondern auch gleichzeitig an einen Rezeptor in der Präsynapse. Dadurch werden Mechanismen im Neuron ausgelöst, welche inhibierend auf die Transmitterausschüttung wirken. Das Neuron bekommt also vom eigenen Transmitter das Signal „sind schon genug von uns hier draußen", wird also über ein negatives Feedback daran gehindert weiterhin Transmitter auszuschütten.

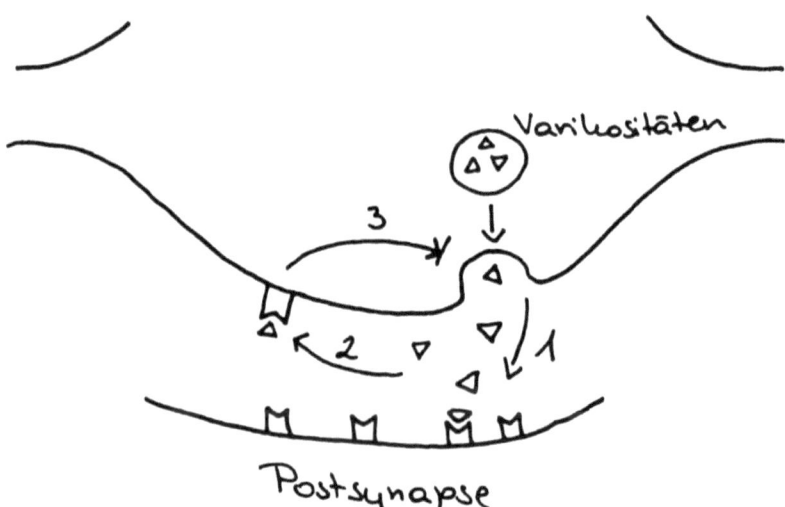

## 2. Präsynaptischer Antagonismus

Da Parasympathicus und Sympathicus beide alle Organe innervieren, tragen ihre Varikositäten nicht nur Rezeptoren für den eigenen Transmitter, sondern auch für den des jeweils anderen. Somit kann bei Ausschüttung von genügend Noradrenalin des Sympathicus dieses an den adrenergen Rezeptor der parasympathischen Varikosität binden und diese daran hindern Acetylcholin auszuschütten. Dieser Mechanismus funktioniert natürlich auch umgekehrt.

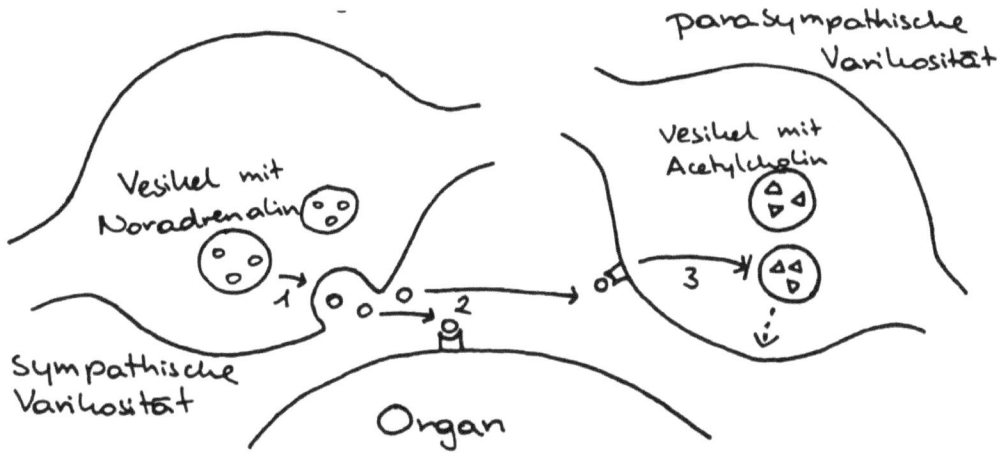

## 3. Postsynaptischer Antagonismus

Da Sympathicus und Parasympathicus gleichzeitig arbeiten, nur eben nicht mit gleicher Intensität, bekommt die Effektorzelle eine gewisse Anzahl aktivierender und inhibierender Signale. Entscheidend ist hierbei in welchem „Mischungsverhältnis" die Signale gesendet wurden. Bei 10 aktivierenden und 1 hemmenden Signal wird in der Zelle ein Signalweg stark gefördert. Bei nur 5 aktivierenden und 4 hemmenden Reizen wird der gleiche Weg nur schwach aktiviert. Wenn es beispielsweise um die Kontraktionsstärke einer Muskelzelle geht wird sie sich entweder sehr stark kontrahieren oder sich nur sanft verkürzen.

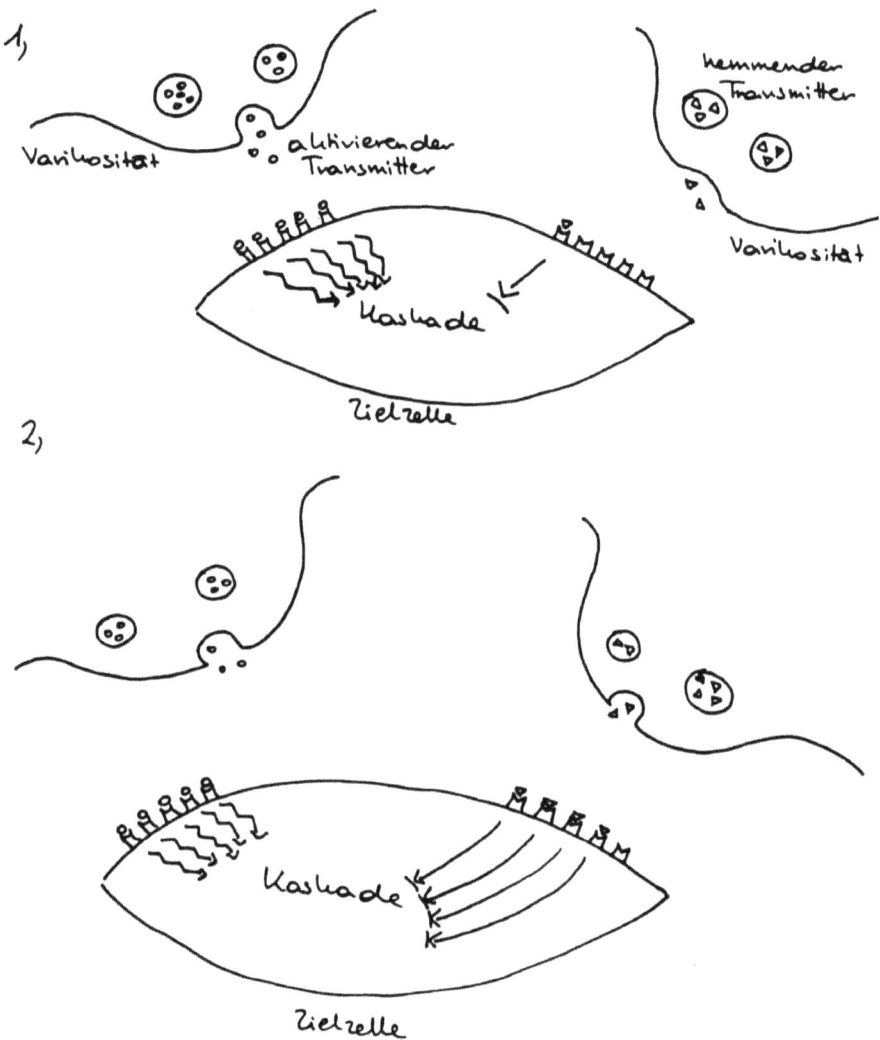

Weiters werden Transmitterwirkungen von der Spaltungsrate ihrer Enzyme, welche durch verschiedene Substanzen gehemmt werden können, begrenzt.

## 7. Vegetative Reflexe

Reflexe sind stereotype motorische Reaktionen, die unwillkürlich ablaufen und meist nicht beeinflusst werden können. Bei vegetativen Reflexen umfasst der

Reflexbogen viscerale Afferenzen, welche Reizungen der Nozizeptoren, Mechano – und Chemorezeptoren und auch thermische Reize melden, Interneurone, die den ankommenden Reiz auf die richtigen Efferenzen umschalten, und vegetative Neurone als Efferenzen.

Einfache Reflexe, wie die durch Dehnung ausgelösten Kontraktionen im Darm, laufen innerhalb des jeweiligen Organs ab, komplexere Reflexe werden von übergeordneten vegetativen Zentren im Zentralnervensystem gesteuert, genauer gesagt vom Hypothalamus oder dem zerebralen Kortex. Der Hypothalamus ist das Steuerzentrum aller vegetativen Vorgänge und somit das wichtigste Integrationsorgan zur Regelung der Körperfunktionen. Reflexantworten können dadurch vielfältig reguliert werden. Die Medulla oblongata beispielsweise, in der das Atmungszentrum liegt, untersteht der Kontrolle des Hypothalamus, der somit eine Verbindung zwischen willkürlichem und unwillkürlichem Nervensystem herstellt und gleichzeitig das Hormonsystem kontrolliert. Somit können manche Reflexe, wie auch der Miktions – oder Defäkationsreflex, bis zu einem gewissen Grad willkürlich gesteuert werden. Des Weiteren üben lokale Faktoren, wie der aktuelle hormonelle Status, physikalische und metabolische Einflüsse und der Zustand der Zielzellen einen starken Einfluss auf die Effektorantwort aus.

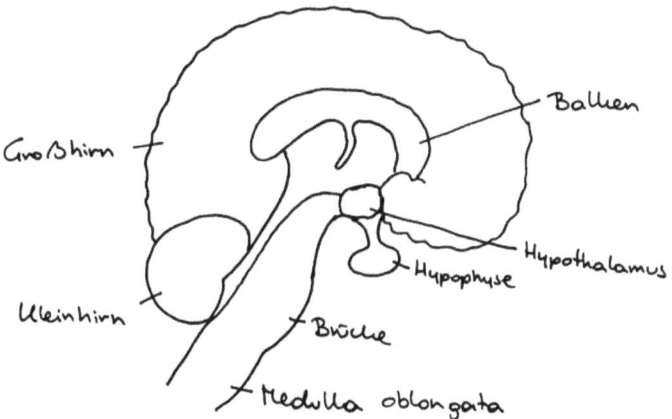

Bei Reflexen unterscheidet man sogenannte Eigenreflexe von Fremdreflexen, je nachdem ob eine räumliche Differenz zwischen dem Sensororgan und dem Effektororgan liegt oder nicht. Bei Eigenreflexen erfolgt sowohl der Reiz als auch die Reizantwort im selben Organ. Bei Fremdreflexe sind Rezeptor und Reizantwort räumlich getrennt, wodurch der Reflexbogen über mehrere Synapsen läuft und sie auch als polysynaptische Reflexe bezeichnet werden. Da Neuronen des vegetativen Nervensystems nur einen Typ von Effektorzellen innervieren, kann man die Ketten als beispielsweise Pupillomotoneurone oder Vasokonstriktor – Neurone bezeichnen und jede Neuronenkette ist spezifisch für diesen Typ von Effektorzelle.

Zu den vegetativen Reflexen zählen beispielsweise der Miktionsreflex (s. Niere, 12. Miktionsreflex), der Defäkationsreflex (s. Verdauung, 9.6 Defäkation) und der Pupillarreflex, sowie die Atmungsregulation und die Schutzreflexe der Atmung (s. Atmung, 10. Regulation der Atmung).

1. Pressorezeptorreflex

Pressorezeptoren befinden sich in der Aorta und der A. carotis und liefern Informationen über den Blutdruck, seine Änderung und die Geschwindigkeit der Änderung an das Kreislaufzentrum in der Medulla oblongata (Verlängertes Rückenmark). Hierfür werden der Nervus vagus (X) und Nervus glossopharyngeus (IX) verwendet.

Vom pressorischen Gebiet des Kreislaufzentrums aus werden kontinuierlich sympathische Impulse an Herz und Gefäße geschickt. Dies bewirkt eine Erhöhung der Schlagkraft und – frequenz des Herzens und eine Vasokonstriktion. Das pressorische Gebiet steht in Verbindung mit dem depressorischen Gebiet, welches die Informationen der beiden Gehirnnerven IX und X erhält und die parasympathischen Kerne des N. vagus aktivieren kann.

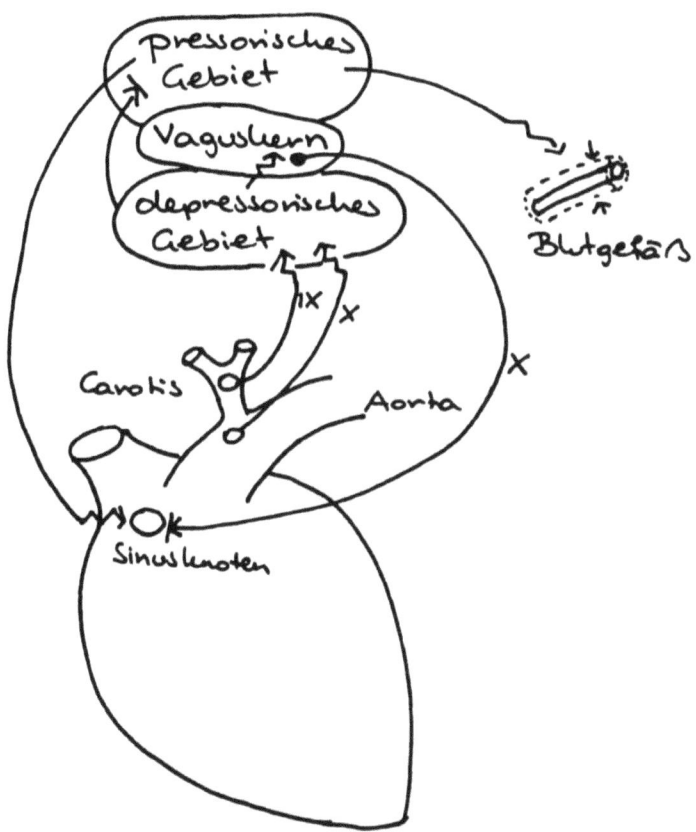

Bei normalem Blutdruck schicken die Pressorezeptoren in einer gewissen Frequenz Signale an die depressorische Zone, die über die Aktivierung der parasympathischen Vaguskerne und die Weiterleitung des Reizes über den N. vagus eine Verlangsamung der Schlagfrequenz des Herzens erreichen. Der normale Herzschlag wird also durch eine gegenseitige Hemmung von Sympathicus und Parasympathicus erreicht.

Bei erhöhtem Blutdruck wird die Frequenz der Signale erhöht, die von den Pressorezeptoren zum depressorischen Zentrum gesendet werden. Dadurch werden die parasympathischen Kerne des 10. Gehirnnerven vermehrt aktiviert, wodurch eine verstärkte parasympathische Wirkung auf das Herz und verstärkte

Hemmung auf die sympathischen Neurone am Herzen erfolgt. Die Kontraktionskraft und – geschwindigkeit sinkt somit ab. Weiters wirkt das depressorische Zentrum direkt hemmend auf das pressorische Zentrum ein. Folglich lässt die vasokonstriktive Wirkung des Sympathicus nach und die Blutgefäße dilatieren. Der für das Blut zur Verfügung stehende Raum wird erweitert, wodurch weniger Druck auf die Gefäßwände ausgeübt wird.

Bei einem Abfall des Blutdrucks senden die Pressorezeptoren in verminderter Frequenz, das depressorische Zentrum erhält weniger Reize, der Parasympathicus wird weniger aktiviert und das pressorische Zentrum weniger gehemmt. Durch eine verminderte Hemmung oder geringere Transmitterkonkurrenz am Herzen steigt die Wirkung der sympathischen Signale. Das Herz schlägt schneller und mit gesteigerter Kraft.


2. Okulokardialer Reflex

Der „Augen – Herz – Reflex" wird durch Druck auf den Augapfel oder Zug auf die Augenmuskulatur ausgelöst und bewirkt eine Verringerung der Herzschlagfrequenz (Bradykardie) und des Blutdrucks sowie Brechreiz, Schwitzen. Es handelt sich um einen trigeminovagalen Reflex, die afferente Leitung übernimmt der Nervus trigeminus, der efferente Reiz wird über den Nervus vagus übertragen.

Die Herzschlagfrequenz senkt sich beim Menschen um mehr als 20 Schläge/Minute und kann lebensbedrohliche Auswirkungen haben. Während Operationen am Auge kann es zu einer völligen Asystolie, also dem Ausbleiben der Systole, und zum Atemstillstand kommen, wodurch der Patient reanimiert werden muss. Oft reicht auch aus die Stimulation zu beenden. Es ist allerdings ratsam bei Augenoperationen möglichst achtsam vorzugehen und die Vitalfunktionen zu überwachen.

## 8. Nebennierenmark

Das Nebennierenmark ist funktionell betrachtet eine Mischung aus Hormondrüse und Ganglion. Der Sympathicus sendet präganglionäre Fasern zu den hormonbildenden Zellen und aktiviert die Freisetzung der Katecholamine Noradrenalin und Adrenalin in die Blutbahn. Diese Hormone unterstützen die Sympathicuswirkung auf den Körper indem sie den Sauerstofftransport zu Muskulatur, Herz und Gehirn erhöhen. Durch die Dilatation der Bronchien wird die Ventilation verbessert, am Herzen erfolgt eine Zunahme der Herzfrequenz und Kontraktionsstärke. Gleichzeitig kontrahieren die Venen, um den venösen Rückstrom zu verbessern. Beide Effekte zusammen führen zu einer Erhöhung des Herzzeitvolumens, da nun mehr Blut ins Herz einströmt und schneller und kräftiger wieder ausgestoßen wird. In den Arterien der Haut und der Eingeweide bewirken Katecholamine eine Kontraktion, hingegen in den Muskeln und Koronararterien eine Dilatation, da diese Organe bei einer Flucht oder einem Kampf vermehrt Energie und Sauerstoff benötigen und auch mehr Stoffwechselendprodukte abtransportiert werden müssen.

Eine weitere Wirkung von Adrenalin und Noradrenalin ist die Erhöhung der Energiezufuhr zu Herz, Gehirn und Skelettmuskulatur durch Anregung der Lipolyse und Glykogenolyse in den Speichern und der Gluconeogenese in der Leber. Glucose und freie Fettsäuren können von allen drei Organen zur Energiegewinnung verwendet werden, zusätzlich dazu kann Laktat von der Leber und dem Herzen verwendet werden. Die Erhöhung der Glykogenolyse im Skelettmuskel und in der Leber sorgt im Fall des Muskels durch die gleichzeitig ablaufende Glykolyse für steigende Laktatwerte im Blut, im Fall der Leber für mehr Blutglucose. Das von der Muskulatur produzierte Laktat kann dann in der Leber für die Gluconeogenese verwendet werden, wodurch entweder der Glucosegehalt im Blut aufrechterhalten bleibt oder, nachdem die Sympathicusaktivierung nachgelassen hat, neue Glykogenspeicher angelegt werden.

Die gesteigerte Konzentration an freien Fettsäuren im Blut stammt von der Aktivierung der Lipolyse im Depotfett.

## 9. Innervationsprinzipien
### 9.1. Bronchien

In den Bronchien befinden sich die parasympathischen Ganglien extramural. Die von dort zu der Bronchialmuskulatur ziehenden postsynaptischen Neurone sind die einzigen, welche die glatten Muskelzellen direkt beeinflussen. Der Sympathicus wirkt nur indirekt über Hemmung der Reizübertragung in den parasympathischen Ganglien und über die Ausschüttung von Katecholaminen aus dem Nebennierenmark. Dieses gelangt über die Blutbahn auch in die Bronchien und hemmen dort die Kontraktion der Muskulatur.

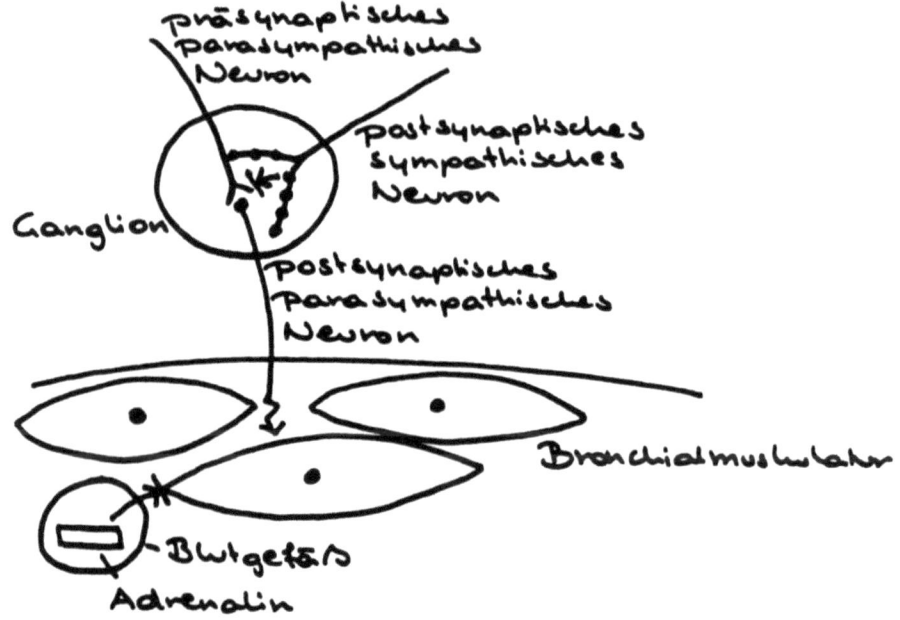

## 9.2. Darm

Im Darm liegen die parasympathischen Ganglien intramural, die postsynaptischen Neurone innervieren sowohl die Längs – als auch die Ringmuskelschicht. Der Sympathicus nimmt wiederum Einfluss auf die Umschaltung in den parasympathischen Ganglien und kann die ACh – Freisetzung hemmen, allerdings auch auf die Ringmuskulatur selbst, die Blutgefäße und die Mucosa.

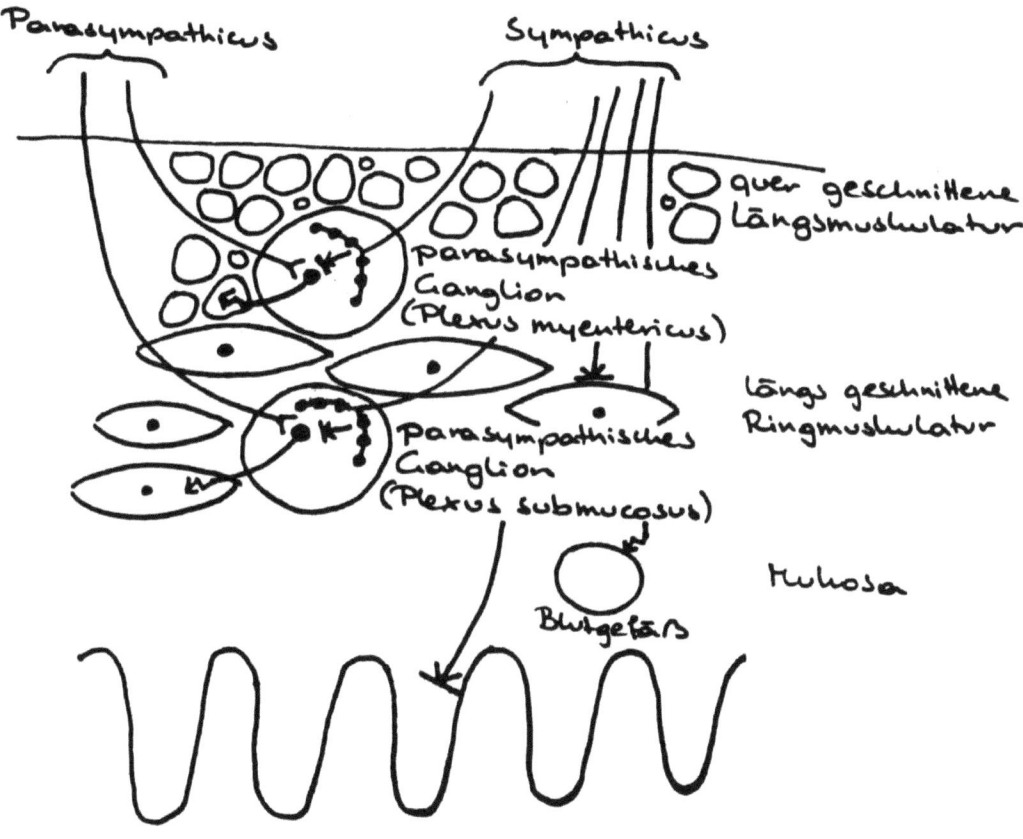

## Literatur allgemeine Neurophysiologie & vegetatives Nervensystem

Cunningham, James G.; Klein, Bradley G: *Textbook of veterinary physiology.* 4. Auflage. Missouri: Saunders Elsevier, 2007.

Engelhardt, Wolfgang von; Breves, Gerhard (Hg): *Physiologie der Haustiere.* 2., völlig neu bearbeitete Auflage. Stuttgart: Enke Verlag, 2005.

Schmidt et al: Physiologie des Menschen mit Pathophysiologie. 29. Auflage. Springer Verlag 2004.

Silbernagl, Stefan; Despopoulos, Agamemmnon: *Taschenatlas der Physiologie.* 4., überarbeitete Auflage. Stuttgart/New York: Georg Thieme Verlag, 1991.

Websites:
http://www.gfai.de/~heinz/historic/intro/iwk_ilm.htm [Stand 2016]

www.tk.de/rochelexikon/ [Stand 2016]

**verglichen mit den aktuellen Vorlesungsunterlagen der Physiologie**

# Motorisches Nervensystem

Der Großteil der Patienten in der Veterinärmedizin mit neurologischen Problemen zeigen diese durch abnormale Körperhaltung oder Gangbild. Ob es sich hierbei um Schwäche, Paralyse, Spasmen, Steifheit oder Krämpfe handelt, ist ganz verschieden. Die Diagnose zielt jedoch stets darauf ab die Lokalisation, das Ausmaß und die Ursache der Läsion herauszufinden. Um eben dies leichter zu gestalten, teilt man das motorische Nervensystem in das obere und in das untere Motoneuron (UMN – upper motor neuron, LMN – lower motor neuron). Daneben könnten auch noch die neuromuskuläre Endplatte und der Skelettmuskel selbst Gründe für Bewegungsprobleme sein.

## 1. Unteres Motoneuron

Das untere Motorneuron wird klassischerweise definiert als das $\alpha$ - Motoneuron, dessen Soma und Dendriten im zentralen Nervensystem zu finden sind und dessen Axon zur Muskulatur reicht, also sich im peripheren Nervensystem befindet. Dazu kommt je nach Autor noch das $\gamma$ - Motoneuron hinzu, welches die Muskelspindeln innerviert. Fest steht jedoch, dass sämtliche klinischen Symptome bei Problemen mit dem unteren Motoneuron durch den Funktionsverlust oder – abnormalität eines oder mehrerer $\alpha$ - Motoneurone zustande kommen.

Normalerweise sind die Nervenzellkörper im Ventralhorn des Rückenmarks zu finden, allerdings liegen jene für die Skelettmuskeln am Kopf in den motorischen Hirnnervenkernen.

### Läsionen im unteren Motoneuron
Egal aus welchem Grund eine Läsion im Bereich des unteren Motoneurons auftritt, sie führt steht zu typischen klinischen Symptomen.

*1. Paralyse oder Parese*

Wenn α - Motoneurone nicht mehr funktioniert, können auch keine Befehle mehr vom Gehirn zum Muskel geschickt werden und der Muskel kann dementsprechend auch nicht kontrahieren. Dies führt zur Paralyse des betroffenen Muskels, die – sofern sie vollständig ist – als schlaffe Paralyse bezeichnet wird. Es kann jedoch auch vorkommen, dass nicht sämtliche α - Motoneurone eines Muskels von der Läsion betroffen sind, da ein Muskel Motoneurone von mehr als einem Spinalnerven angesteuert werden kann. In diesem Fall ist die Paralyse nicht vollständig und somit spricht man von einer Parese.

*2. Atrophie*

Die Atrophie eines Muskels tritt innerhalb von Tagen nach der letzten Erregung durch das α - Motoneuron ein. Die Ursache für die Inaktivitätsatrophie ist, dass durch die verminderte Erregung weniger Muskelprotein auf – als abgebaut wird. Somit liegt das Gewicht der Zellleistung auf der Proteolyse und es kommt zum makroskopisch sichtbaren Substanzverlust.

Die Atrophie kann weitestgehend verhindert werden, indem der betroffene Muskel direkt elektrisch stimuliert wird.

*3. Verlust der Reflexe*

Um auf einen Reiz adäquat reagieren zu können, müssen sich die Muskeln kontrahieren können, was im Fall einer Läsion der entsprechenden α - Motoneurone nicht mehr möglich ist. Getestet werden unterschiedliche Reflexe, beispielsweise der Wegziehreflex.

*4. Veränderungen im Elektromyogramm*

Durch den Funktionsverlust eines oder mehrerer α - Motoneurone eines Muskels verändert sich natürlich auch das Elektromyogramm. Normalerweise können mit Elektroden entweder an der Haut oder im Muskelbauch selber die Spannungen von entlanglaufenden Aktionspotentialen gemessen werden, wie beim Elektrokardiogramm. Wenn nun eine verminderte Anzahl von Aktionspotentialen oder überhaupt keine mehr im Muskel ankommen, kann folglich weniger oder gar keine Aktivität dargestellt werden.

Oft ist nicht nur ein α - Motoneuron von der Läsion betroffen, sondern auch sensible Neurone, welche im selben peripheren Nerven laufen. Somit ist auch oft die Sensibilität in dem betroffenen Areal gestört.

2. Oberes Motoneuron

Die Neurone des oberen Motoneurons befinden sich komplett im zentralen Nervensystem und kontrollieren jene des unteren Motoneurons. Typischerweise zählt man die Neurone der corticospinalen, corticobulbären und bulbospinalen Bahnen dazu. Die corticospinale Bahn zieht vom cerebralen Cortex zum Rückenmark, die corticobulbäre vom cerebralen Cortex zum Hirnstamm und die bulbospinale vom Hirnstamm zum Rückenmark.

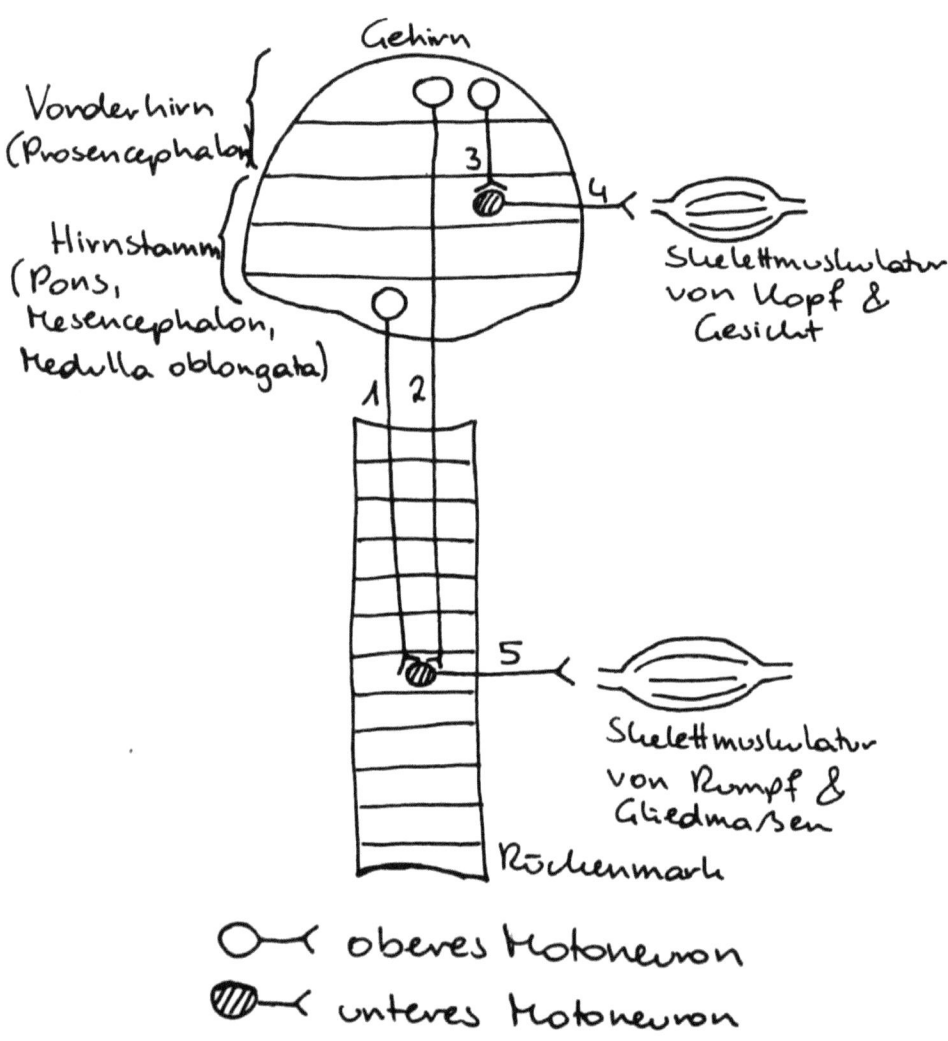

1 bulbospinale Bahn
2 corticospinale Bahn
3 corticobulbäre Bahn
4 Zellkörper in den motorischen Hirnnervenkernen
5 Zellkörper im Ventralhorn

Läsionen im oberen Motoneuron

Die klinischen Symptome, die bei Läsionen im oberen Motoneuron auftreten, weichen von denen bei Läsionen im unteren Motoneuron sehr stark ab, auch wenn Paresen und Paralysen bei beiden vorkommen können.

*1. Unpassende Bewegungen*

Es kann eine große Bandbreite verschiedener Bewegungsstörungen auftreten, je nachdem wo genau die Lokalisation der Läsion ist und wie groß sie ist. Wenn das Rückenmark betroffen ist und eine Bahn des oberen Motoneurons verletzt wird, kann oft eine gewisse Schwäche unterhalb der Läsion beobachtet werden. Ist die Läsion im Gehirn, kann es beispielsweise zu Anfällen, Steifheit oder Kreisgehen kommen.

*2. Keine Atrophie*

Da das $\alpha$ - Motoneuron intakt ist, kommt es nicht zur Atrophie – jedenfalls nicht gleich. Es kann zu einer weniger stark ausgeprägten Inaktivitätsatrophie kommen, allerdings ist sie gegenüber der, welche von Läsionen des unteren Motoneurons ausgelöst wird, zeitlich stark verzögert.

*3. Normale bis gesteigerte Reflexe*

Da der Reflexbogen intakt ist, können auch die Reflexe normal ablaufen. Es kann jedoch auch zu gesteigerten Reflexen kommen, da das obere Motoneuron inhibitorisch auf die Spinalreflexe wirkt.

## 5. Normales Elektromyogramm

Das EMG zeigt normale Werte, da sowohl der Muskel nicht atrophisch als auch das UMN intakt ist und somit Signale senden kann.

## 3. Bewegungskontrolle

Solange es sich nicht um einen Reflex handelt, werden $\alpha$ - Motoneurone stets durch Signale des oberen Motoneurons angeregt. Innerhalb des oberen Motoneurons herrscht eine Hierarchie, wobei komplexe Bewegungen von rostral gelegenen Regionen organisiert werden, während für einfachere Bewegungen die kaudalen Regionen zuständig sind. An oberster Stelle steht der prämotorische Cortex, die supplementär motorische Area und andere Cortex Regionen. Darunter steht der primäre Motorcortex, darauf folgt der Hirnstamm und ganz unten steht das Rückenmark.

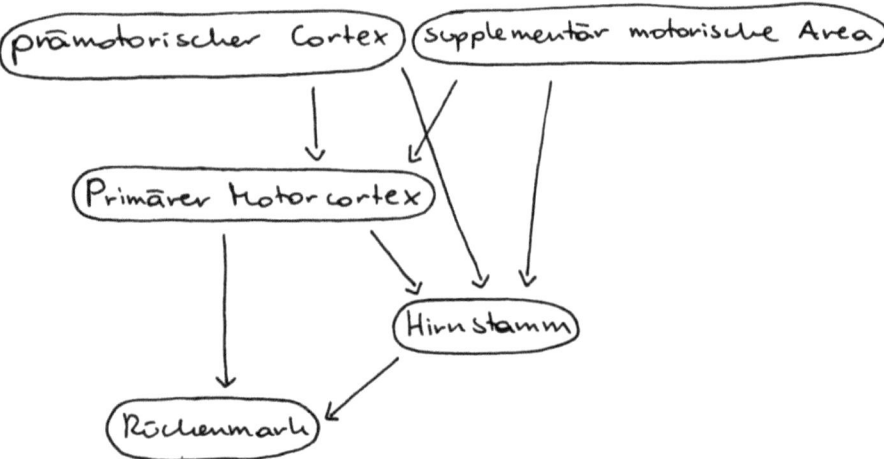

### 3.1. Extrapyramidales System

Vom Hirnstamm ziehen die vestibulospinale, die reticulospinale, die tectospinale und die rubrospinale Bahn zum Rückenmark. Die ersten 3 sind für die unwillentlich ablaufende Stütz – und Haltemotorik zuständig, genauso wie die reflektorische Orientierung des Kopfes. Die rubrospinale Bahn ist ein wesentlicher Teil der Willkürmotorik. Alle 4 zusammen, manchmal auch mit Teilen der Basalganglien und des Kleinhirns, werden als die extrapyramidale Bahn bezeichnet. Da es zwischen dem pyramidalen und dem extrapyramidalen System eine sehr enge Verbindung gibt, trennt man es heutzutage eigentlich nicht mehr so auf.

Da der Hirnstamm auch Reize von sensiblen Nerven des Gesichts oder des Kopfes erhält, wie beispielsweise der Augen oder des Vestibularapparats, können simple reflektorische Antworten hier ausgelöst werden, ohne dass andere Strukturen diese kontrollieren. Allerdings werden manche der Hirnstammbahnen auch von höheren Regionen, wie dem Motorcortex, beeinflusst.

Der Tractus reticulospinalis hat seinen Ursprung in der Formatio Reticularis und reguliert den Muskeltonus der Muskeln, welche gegen die Gravitation arbeiten.

Der Tractus tectospinalis hat seine Zellkörper in den Colliculi superiores des Tectums, an welche die Information des Sehnervs unter anderem vom Corpus geniculatum laterale gesendet werden, und reguliert nur die unwillkürliche Hals – und Kopfmotorik.

Der Tractus vestibulospinalis beginnt in den Vestibulariskerne, erhält somit den Input des Vestibularorgans und des Kleinhirns. Dadurch erhält er die Informationen über die Stellung des Körpers im Raum sowie die Beschleunigungsänderungen des Körpers durch Bewegung. Er ist für die kompensatorische Anpassung Haltungsstörungen zuständig und dürfte auch einen Anteil an der Tonusregulation der Muskulatur haben, welche der Schwerkraft entgegenwirkt.

Der Tractus rubrospinalis hat seinen Ursprung im Nucleus ruber des Mesencephalons. Der Nucleus ruber erhält Informationen von höheren Regionen im cerebralen Cortex, wodurch eine cortico – rubrospinale Bahn entsteht und der

Tractus rubrospinalis an der Willkürmotorik beteiligt ist, meist an der Bewegung von Flexoren. Er ist vor allem für Vierbeiner wichtig. Damit die Bewegung exakt ausgeführt wird, erhält der Nucleus ruber auch Informationen vom Kleinhirn.

3.2. Pyramidales System

Der primäre Motorcortex stellt in der Hierarchie die Stufe oberhalb des Hirnstamms dar, darüber steht nur noch der prämotorische Cortex, die supplementär motorische Area und andere Regionen des Cortex.

*1. Primärer Motorcortex*

Der primäre Motorcortex kann das untere Motoneuron indirekt über verschiedene Bahnen, welche zum Rückenmark ziehen ansteuern, wie durch die cortico – reticulospinale oder die cortico – rubrospinale Bahn. Daneben gibt es jedoch eine effizientere Bahn, das pyramidale System oder den Tractus corticospinalis. Dieser zieht direkt vom Cortex zum Rückenmark und ist unter anderem für die geschickten und aufwändigen Bewegungen der Extremitäten zuständig. Daher ist diese Bahn auch bei Primaten und Menschen besonders wichtig.

Die corticospinale Bahn ist bei Menschen und Primaten zudem monosynaptisch, bei anderen Säugern jedoch in der Regel über Interneurone verschaltet. Ihr Ursprung ist der motorische Cortex, von da aus ziehen sie durch die Capsula interna, den Pedunculus cerebralis an der Ventralseite des Mittelhirns und zu den Brückenkernen in der ventralen Brücke. Schließlich treten sie auf der ventralen Oberfläche der Medulla oblongata aus und bilden die Pyramiden. An der Grenze der Medulla zum Rückenmark, an der Decussatio pyramidalis kreuzen die meisten Axone auf die andere Seite und bilden dort den Tractus corticospinalis lateralis.

Der Tractus corticospinalis lateralis beeinflusst vor allem die distalen Flexoren, die vor allem bei manipulativen und geschickten, willkürlichen Bewegungen gebraucht werden.

Die Teile der Pyramidenbahn, welche nicht auf die andere Seite wechseln, bilden den Tractus corticospinalis ventralis und beeinflussen die Muskeln, welche normalerweise bei unbewussten Bewegungen entgegen der Schwerkraft verwendet werden.

Für die Verschaltung gilt: Auf je mehr $\alpha$ - Motoneurone ein Axon umschaltet, desto ungenauer ist die Bewegungsmöglichkeit. Wie hoch die Anzahl der monosynaptischen Verbindungen zwischen Neurone der corticospinalen Bahn und der $\alpha$ - Motoneurone ist, ist phylogenetisch festgelegt. Katzen, beispielsweise, haben keine solcher Verbindungen, Menschen dagegen am meisten, wodurch Menschen die Finger einzeln und sehr genau bewegen können.

Der Cortex projiziert auch auf Nuclei pontis, also die Gehirnkerne in der ventralen Brücke. Dort wird auf Bahnen zur kontralateralen Seite des Kleinhirns umgeschalten. Man nimmt an, dass diese Bahnen das Cerebellum über geplante Bewegungen informieren, sodass dieses korrigierend eingreifen kann.

*2. Übergeordnete Regionen*

Über dem motorischen Cortex steht nur noch der prämotorische Cortex, die supplementär motorische Area und andere Cortex – Regionen. Diese Regionen liegen rostral des motorischen Cortex und senden ihre Axone zu diesem, vermutlich um ihm Anweisungen zu geben, wie er seine kaum organisierten Aktionen zu aufwendigen Bewegungsmuster ordnet. Diese Vermutung wird dadurch gestützt, dass die Neurone der übergeordneten Regionen kurz vor denen des motorischen Cortex aktiv werden.

Die supplementär motorische Area ist vor allem für die Planung und Organisation von komplexen Bewegungssequenzen wichtig, wie beispielsweise beim Wiederholen komplexer Fingerbewegungen. Des Weiteren spielt sie eine Rolle, wenn ein Gliedmaßenpaar – vor allem das vordere – zusammenarbeiten sollen.

Der prämotorische Cortex ist wichtig, um den Körper vorbereitend zu orientieren, beispielsweise wird die Schulter rotiert, bevor ein Arm zum Ziel bewegt wird.

Am Beispiel von Klavierspielen nochmals kurz die Funktion der verschiedenen Regionen:

Der motorische Cortex ist für die Muskelaktivität verantwortlich, welche notwendig ist, um eine Taste zu drücken. Die supplementäre motorische Area sorgt dafür, dass die Sequenz der Fingerbewegungen so angeordnet ist, dass eine Melodie entstehen kann und der prämotorische Cortex organisiert die Orientierung der Arme und Hände derartig, dass sie in der korrekten Region des Klaviers sind.

### 3.3. Cerebellum und Basalganglien

Es gibt durchaus Strukturen des motorischen Nervensystems, nämlich das Kleinhirn und die Basalganglien, die zwar eine wichtige Rolle für die Korrektheit der ausgeführten Bewegungen spielen, jedoch nicht direkt den Anstoß für diese geben. Sowohl das Cerebellum als auch die Basalganglien sollen die Aktivität der restlichen Strukturen des motorischen Nervensystems regulieren.

Die Basalganglien sind eine Gruppe von Nuclei, welche zum Großteil in den Hemisphären des Großhirns gelegen sind. Zu ihnen gehören das Striatum, bestehend aus Nucleus caudatus und Putamen, der Globus pallidus, die Substantia nigra und der Nucleus subthalamicus. Das genaue Zusammenspiel der verschiedenen Nuclei ist sehr komplex. Vereinfacht gesagt erhalten die Basalganglien Informationen vom motorischen Cortex und von vielen anderen Arealen des Cortex und leiten die verarbeitete Information wieder zurück, vor allem zur supplementären motorischen Area und dem prämotorischen Cortex, allerdings auch direkt zum Hirnstamm, zu den Kernen, welche die Bewegung kontrollieren.

Man nimmt an, dass die Basalganglien die Informationen, die sie vom Cortex über den Bewegungsablauf und die umliegende Situation erhalten, selektieren. Das bedeutet, sie unterdrücken die Bewegungsmuster, welche sie für ungeeignet halten, während sie die weiterleiten, die für sie passend erscheinen. Dafür gibt es 2 verschiedene Schleifen. Die erste Schleife fördert inhibitorische Signale von den Basalganglien, um im Endeffekt die unpassenden Bewegungen zu unterdrücken, die andere reduziert den inhibitorischen Output der Basalganglien, löst also die Bremse, allerdings nur von den passenden Bewegungsmustern. Für die Regulation dieser beiden Schleifen sind vor allem dopaminhältige Neuronen der Substantia nigra zuständig, die zum Striatum ziehen. Bei Menschen mit Morbus Parkinson sind diese Neurone nicht mehr funktionsfähig. Bei unseren Haussäugetieren kommt diese Erkrankung nicht vor, allerdings können Toxine selektiv diese Neurone zerstören, wodurch es zu ähnlicher Symptomatik kommt.

Bei Läsionen im Bereich der Basalganglien kann die Symptomatik variieren, je nachdem ob die erste oder die zweite Schleife betroffen ist. Wenn die inhibitorische Schleife betroffen ist, kommt es zur verminderten Hemmung der Bewegungen und folglich zu Hyperkinese und unwillkürlichen Bewegungen. Ist dagegen die

„reaktivierende" Schleife betroffen, kommt es zu Rigor, Tremor und Hypo – bis Akinesie.


Das Cerebellum macht zwar nur 10 % des Gesamtvolumens des Gehirns aus, beinhaltet jedoch mehr als 50 % aller Neurone im Gehirn. Es ist eine sehr wichtige Struktur des motorischen Systems, was dadurch belegt wird, dass nahezu alle Kerne, welche die motorischen Bahnen des Hirnstamms bilden, Informationen von ihm erhalten. Es erhält die Informationen vom motorischen Cortex, der supplementären motorischen Area und dem prämotorischen Cortex und sendet sie verarbeitet auch wieder an die gleichen Strukturen zurück. Nebenbei erhält das Cerebellum viele Informationen aus der Peripherie, von der Haut, den Gelenken, den Muskeln, dem Vestibularapparat und von den Augen und bekommt nicht nur Auskunft darüber, wie eine Bewegung angefangen werden sollte, sondern auch Feedback über den Fortschritt der Bewegung.

Um die Koordination und den Zeitplan einer Bewegung zu koordinieren, erhält das Cerebellum zuerst die Informationen über die befohlene Bewegung. Zusätzlich erhält es von den Muskelspindeln, dem Vestibularapparat, dem visuellen System und anderen sensiblen Neuronen Auskunft darüber in welcher Situation sich der Körper gerade befindet bzw welche Bewegung er gerade ausführt. Wenn die vom Cerebrum befohlene und die tatsächlich stattfindende Bewegung nicht ident sind, korrigiert das Kleinhirn selbige, um sie anzugleichen.

Das Kleinhirn kann in 3 Teile unterteilt werden, welche jeweils einen Teil der gesamten Aufgabe erfüllen. Das Vestibulocerebellum erhält seinen Input größtenteils vom Vestibularsystem und leitet seinerseits Informationen zu den Vestibulariskernen, um die Balance des Körpers zu halten über den Tractus vestibulospinalis und um die Kopf – und Augenbewegungen zu koordinieren über den Fasciculus longitudinalis medialis.

Das Spinocerebellum erhält Input von den Rezeptoren der Muskulatur und den Hautrezeptoren, außerdem von Neuronen der spinalen Reflexbögen, dem primären Motorcortex und dem somatosensorischen Cortex. Es leitet Reize zum Hirnstamm, beispielsweise zum Nucleus ruber und zur Formatio reticularis, allerdings auch zum Motorcortex. Dadurch kann das Spinocerebellum die zeitliche Abstimmung und die Koordination von Bewegungen und Muskeltonus anpassen.

Das Cerebrocerebellum erhält ebenfalls Informationen vom Motorcortex, allerdings auch vom prämotorischen Cortex und von der supplementären motorischen Area. Es meldet wieder zurück an den Motorcortex und da es mit Regionen des Motorcortex kommuniziert, welche für die Planung von Bewegungen zuständig sind, wird angenommen, dass es nicht die derzeitige Bewegung beeinflusst, sondern die darauf folgende, damit das Muster insgesamt flüssig und zeitlich gut aufeinander abgestimmt ist.

Des Weiteren wird angenommen, dass das Cerebellum eine wichtige Rolle beim Erlernen neuer Bewegungen spielt. Sobald das Muster jedoch gekonnt wird, läuft es automatisch ab und die Aktivität des Kleinhirns ist dementsprechend gering.

Bei Läsionen des Cerebellums kommt es zu Problemen Bewegungen korrekt auszuführen. Tiere platzieren ihre Extremitäten weit voneinander entfernt und zeigen Ataxie, also unkoordinierte Bewegungen. Je nach Grad der Läsion kommt es auch zur Dysmetrie, also unpassend starker Muskelkontraktion, wodurch Bewegungen entweder zu lang oder eben nicht lang genug ausgeführt werden. Oft zeigt sie sich als die Schwierigkeit das Maul zu einem bestimmten Punkt zu bewegen, beispielsweise der Futterschüssel. Asynergie kann ebenfalls ein Symptom sein und ist das Unvermögen bei komplexeren Bewegungen die einzelnen

Komponenten eben dieser in Einklang zu bringen. Des Weiteren kann man Intentionstremor beobachten, also Zittern, das vor allem am Ende einer Bewegung stärker wird und viel weniger ausgeprägt ist, wenn der Patient entspannt und sich nicht bewegt. Wenn das Vestibulocerebellum betroffen ist, wird auch Nystagmus bemerkt, eine schnelle Bewegung der Augen in eine Richtung, gefolgt von einer langsamen „zurückholenden" Bewegung in die Gegenrichtung.

## 4. Motorikformen

Um auf Einflüsse der Umgebung reagieren zu können, sind Bewegungen notwendig, welche entweder unbewusst oder bewusst ablaufen können. Man unterscheidet Stütz – oder Haltemotorik von der Zielmotorik und den Reflexen.

Die Stütz – oder Haltemotorik kann unbewusst ablaufen, also ohne Beteiligung von höheren Zentren. Diese können jedoch Einfluss darauf nehmen, was allerdings nicht nötig ist. Die Zielmotorik läuft dagegen benötigt die motorischen Zentren, um die Bewegungsabläufe zu regeln. Reflexe dagegen sind unwillkürliche, stereotyp ablaufende motorische Reaktionen auf einen definierten Reiz und laufen unbewusst auf Ebene des Rückenmarks ab. Zwischen der Zielmotorik und den Reflexen befinden sich noch Bewegungsmuster.

### 4.1. Stütz – und Haltemotorik

Stützmotorik läuft meist unterbewusst und unwillkürlich ab und wird von den Zentren im Hirnstamm und Rückenmark koordiniert, kann also eigentlich als Eigenreflex angesprochen werden, der von übergeordneten Zentren beeinflusst werden kann. Vor allem die Extensoren spielen eine wichtige Rolle, da im Stand die Gliedmaßen vom Körper gestreckt werden.

Die Muskulatur wird von α - Motoneuronen angesteuert, welche ihre Soma im Ventralhorn des Rückenmarks haben und über die Ventralwurzel selbiges verlassen. Im Muskel befinden sich sensible Organe, die Muskelspindel und das Golgi – Sehnenorgan, welche an das Rückenmark zurückmelden. Die Afferenzen haben ihre Somata in den Spinalganglien und treten folglich über die Dorsalwurzel ein. Durch diesen Regelkreis kann die spinale Regelung der Stützmotorik stattfinden, welche genauer im Kapitel quergestreifte Muskulatur besprochen wird. Hier nur nochmal eine kurze Zusammenfassung:

Bei der Kontraktion des Muskels wird die Sehne desselben Muskels gespannt, wodurch das Golgi – Sehnenorgan an das Rückenmark meldet. Dort wird der Reiz über Interneurone derart weitergeleitet, dass das α - Motoneuron des antagonistisch arbeitenden Muskels aktiviert wird. Das hat zur Folge, dass der erste Muskel gedehnt wird. Hierdurch kommt es zur Aktivierung der Muskelspindeln, die ebenfalls an das Rückenmark melden und die Hemmung des Antagonisten und Förderung des eigenen Muskels bewirken.

Die Muskelspindeln werden selber durch die γ - Motoneurone innerviert, die dafür sorgen, dass sie aktiv vorgedehnt werden und somit eine erhöhte Sensitivität gegenüber passiven Dehnungen durch Antagonisten erreichen.

Gleichzeitig existiert jedoch eine Rückwärtshemmung der α - Motoneuronen auf sich selbst, indem eine Kollaterale des Axons wieder ins Rückenmark zurückkehrt und dort eine Renshaw – Zelle aktiviert, welche ihrerseits die α - Motoneuronen hemmt.

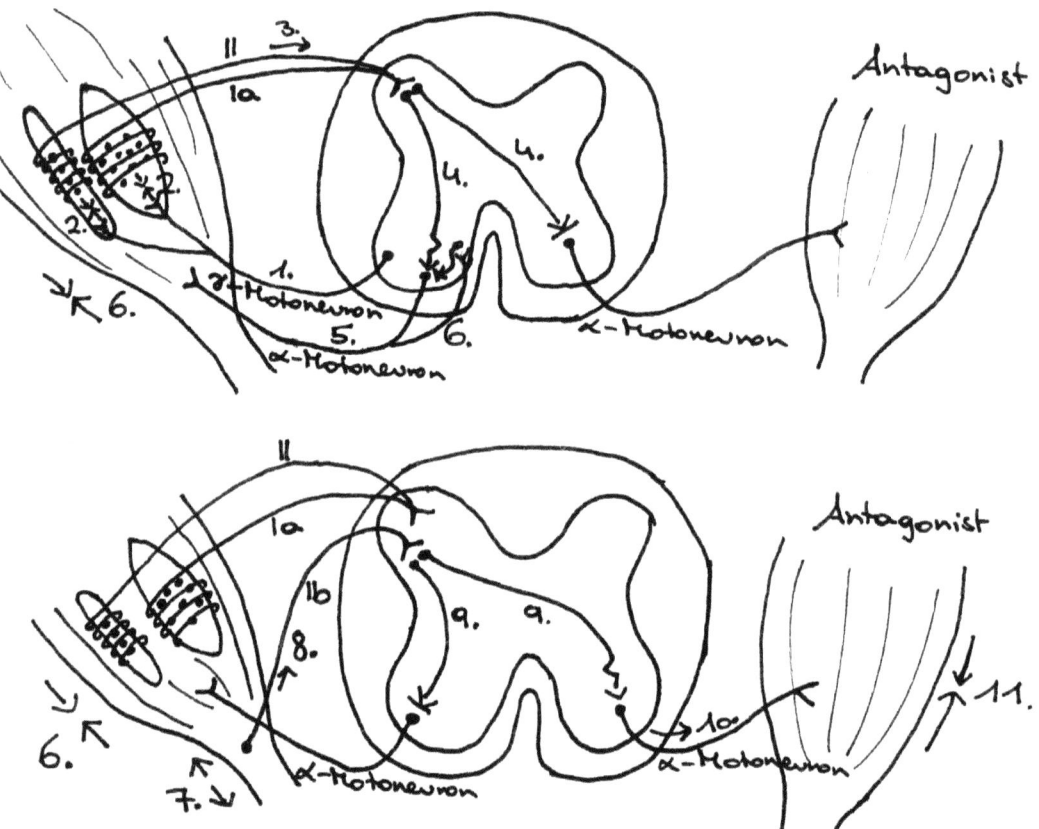

Durch übergeordnete cerebrale Zentren ist die Änderung der Körperhaltung möglich. Für die Änderung der Kopf - Hals - Haltung werden Reize über die Vestibulariskerne und die Formatio reticularis an das Rückenmark gesendet. Gleichzeitig kommen vom motorischen Cortex Befehle, welche nach Passage durch das Kleinhirn und die Basalganglien ebenfalls die Körperhaltung beeinflussen. Diese Befehle laufen über den Nucleus ruber und die Pyramidenbahn.

4.2. Zielmotorik

Die Zielmotorik wird von der Großhirnrinde aus gesteuert und ist somit eine bewusst ablaufende Bewegung. Da während dem Stehen vor allem die Extensoren arbeiten, müssen die Flexoren beansprucht werden, um sich von der Stelle zu bewegen. Für die Initiation der Bewegung spielen sie daher oft eine wichtige Rolle.

Sie ist teilweise einfach ein Fremdreflex, auf der untersten Ebene der motorischen Hierarchie, teilweise aber auch bewusst geplante und somit vom Cortex gesteuerte Bewegung. Wenn eine bewusst ablaufende Bewegung oft genug wiederholt wird, entwickelt sie sich zu einem Reflex, wird also automatisiert und benötigt nur noch einen anfänglichen Reiz, um in Gang gebracht zu werden.

Geplante Bewegungen werden an unbekannter Stelle im Cortex initiiert, zum motorischen Cortex weitergeleitet, wo es gemäß der dort herrschenden Somatotopie Felder für die Motorik jeglicher Skelettmuskeln gibt. Von den Feldern zieht bei Primaten und Menschen die Pyramidenbahn direkt zu den Motoneuronen für die Feinmotorik. Sie ist somit monosynaptisch und benötigt für gröbere Bewegungen Interneurone zwischen den Axonen der Pyramidenbahn und der Motoneurone. Bei anderen Tieren sind in der Regel Interneurone zwischengeschaltet. Das ist auch der Grund, warum Läsionen der dabei betroffenen Hirnregionen bessere Prognosen beim Tier haben. Sie können die Funktion über die bestehenden Interneurone besser wiederherstellen als Menschen, bei denen die Bahn monosynaptisch verläuft.

Wichtig ist, dass die Pyramidenbahn auf die andere Seite kreuzt, was bedeutet, dass Befehle, welche über die rechte Pyramidenbahn laufen auf der linken Körperhälfte Bewegungen initiieren und umgekehrt.

Für komplexe Bewegungsabläufe, wie bei einem Sprung, muss nicht nur die Aktivierung bzw. Hemmung der jeweiligen Muskeln stattfinden, es müssen auch die Informationen aus der Umgebung, beispielsweise die Lage des Körpers im Raum verrechnet werden. Dafür ist vor allem das Kleinhirn wichtig.

Die Fremdreflexe werden bei den Reflexen besprochen.

## 4.3. Reflexe

Für das Funktionieren eines Reflexes ist ein Reflexbogen notwendig, der aus einem Rezeptor, entweder einer primären oder sekundären Sinneszelle, einem afferenten, also sensorischen Nerv, bei di – oder polysynaptischen Reflexen mindestens einem Interneuron im Rückenmark, einem efferenten Neuron, entweder einem α - Motoneuron oder einem präganglionären vegetativen Neuron, und dem Effektororgan, entweder glatter oder quergestreifter Muskulatur, besteht. Der Rezeptor und das sensorische Neuron können – müssen aber nicht – ident sein.

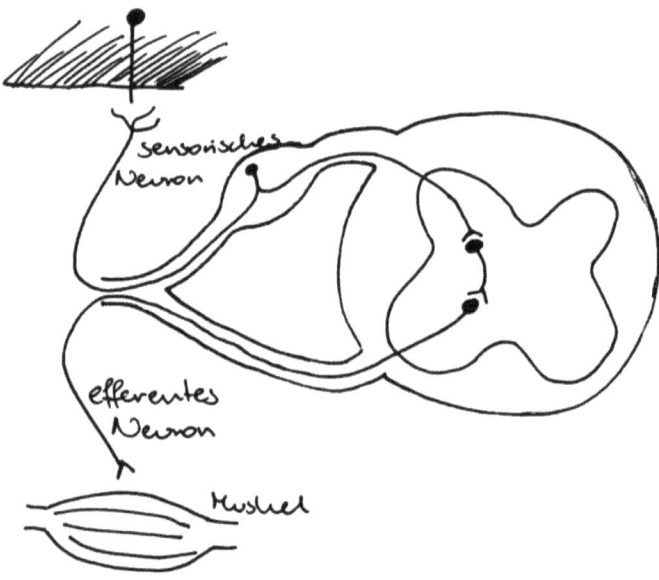

Man kann Reflexe in Eigenreflexe und Fremdreflexe unterteilen. Bei Eigenreflexen erfolgt der Reiz am selben Organ wie auch die Reizantwort, zum Teil sind diese Reflexe monosynaptisch, man kann sie aber auch als propriozeptive Reflexe bezeichnen. Wenn sie monosynaptisch sind, benötigen sie kein einziges Interneuron und können sehr schnell ablaufen.

Fremdreflexe hingegen haben eine unwesentlich längere Reaktionszeit, da sie über mehrere Interneurone auf ebenfalls mehrere Erfolgsorgane umgeschalten werden. Sie können auch als polysynaptische oder heterozeptive Reflexe bezeichnet werden. Bei den Fremdreflexen gibt es noch eine recht wichtige Untergruppe: die vegetativen Reflexe (s. Vegetatives Nervensystem, 7. Vegetative Reflexe, bzw. in den entsprechenden Kapiteln der Organe). Bei ihnen involviert die Efferenz präganglionäre vegetative Neurone.

Ein Beispiel für den Eigenreflex wäre der Patellarreflex, bei dem ein Schlag auf die Endsehne des Musculus quadriceps femoris die reflektorische Kontraktion eben dieses Muskels auslöst. Ein Beispiel für einen Fremdreflex wäre das Wegziehen der gesamten Gliedmaße aufgrund eines mechanischen oder thermischen Reizes. Hierbei werden sämtliche Flexoren zugleich aktiviert, um der Noxe auszuweichen. In der kontralateralen Gliedmaße wird hingegen die Aktivierung der Extensoren gewährleistet, damit ein Einknicken verhindert wird.

Bei Reflexen kann man auch zwischen den unbedingten und den bedingten Reflexen unterscheiden. Während unbedingte bereits von Geburt an auslösbar sind, müssen bedingte erst erlernt werden. Sie spielen eine wichtige Rolle beim Training mit Tieren, da eine auf ein Signal hin oft wiederholte, bewusst ablaufende Handlung im Endeffekt zu einer unbewusst ablaufenden Reaktion auf dieses Signal wird. Den gleichen Effekt hat die Verbindung eines Reizes, der eine Reaktion auslöst, mit einem Signal, welches keinerlei Bezug dazu hat. Als Beispiel ist der Pawlow – Versuch zu nennen, bei dem der Reiz die Futtergabe, die Reaktion Speichelfluss und das unbeteiligte Signal das Klingeln einer Glocke war. Schlussendlich hat der Hund bereits auf das Klingelgeräusch mit der vermehrten Produktion von Speichel reagiert.

Reflexe können auch alternativ eingeteilt werden in spinale Reflexe, deren Reflexzentrum im Rückenmark liegt, bulbäre Reflexe, mit Zentrum im Hirnstamm oder nach der Anzahl der beteiligten Segmente in segmentale Reflexe, bei denen nur ein oder sehr wenige Segmente involviert sind, oder intersegmentale Reflexe, bei denen mehrere mitspielen.

Beispiele für segmentale Reflexe und somit auch für spinale Reflexe sind der Pupillen – Lichtreflex und der Patellarreflex.

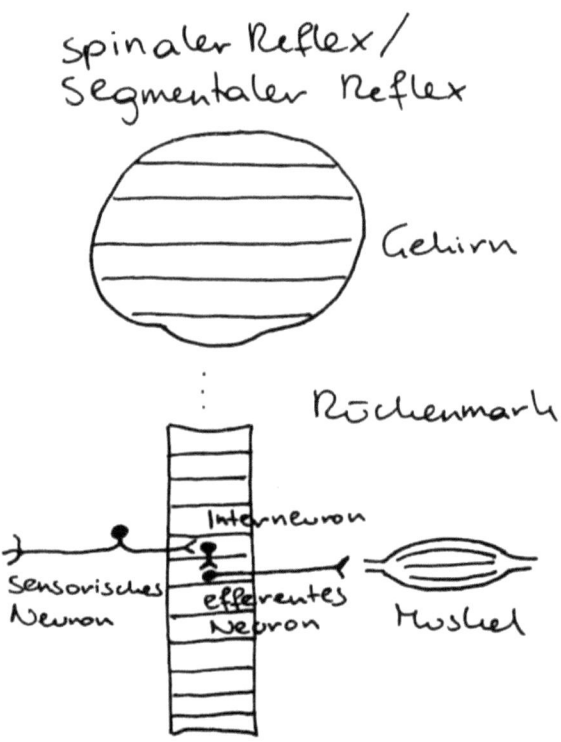

Ein Beispiel für einen intersegmentalen und auch gleichzeitig bulbären Reflex ist der vestibulospinale Reflex, bei dem die Haltungskorrektur infolge einer Kopfschiefstellung überprüft wird. Zusätzlich zum intersegmentalen Reflex, bei dem die Afferenz und die Efferenz an weit auseinanderliegenden Segmenten ein – bzw austreten, gibt es auch den Sonderfall der long – loop Intersegmentalreflexe.

Bei diesen liegen die Eintritts – und die Austrittsstellen eng beieinander, allerdings legt der Schaltungskreis innerhalb des zentralen Nervensystems große Strecken zurück. Ein Beispiel hierfür wären propriozeptive Reflexe. Man versucht eine Pfote zu überköten, was im Normalfall sofort korrigiert wird. Der Reflexbogen reicht von dem Rückenmarkssegment der Gliedmaße bis zum cerebralen Cortex und wieder retour.

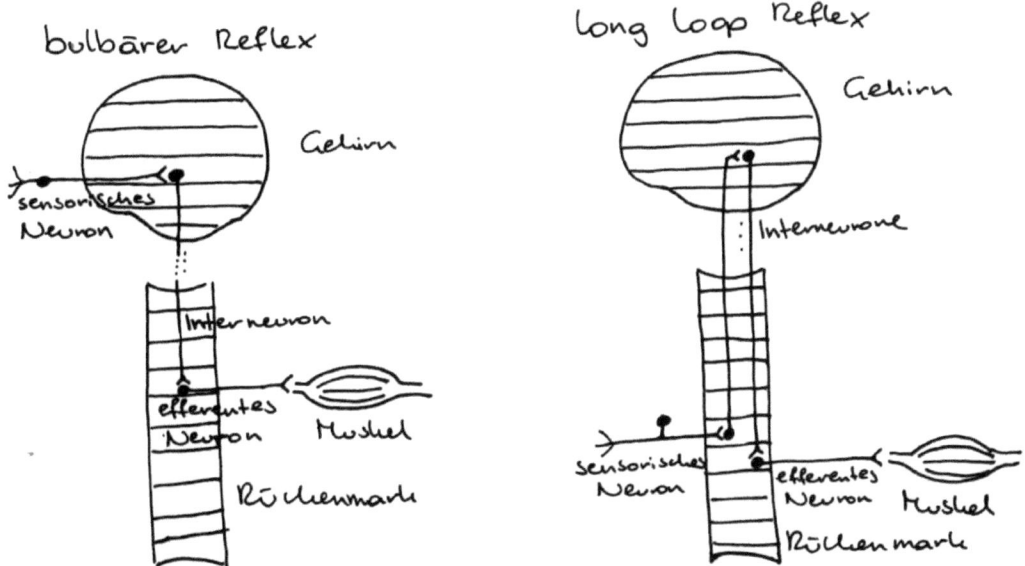

4.4. Bewegungsmuster

Wenn eine Zielmotorik oft wiederholt wird, wie beispielsweise gehen oder laufen, kann sie zu einem bedingten Reflex werden und wird dann als Bewegungsmuster bezeichnet. Ein Bewegungsmuster kann auf einen initialen Reiz hin ausgeführt werden, ohne dass sie zuvor geplant werden muss.

## Literatur

Cunningham, James G.; Klein, Bradley G: *Textbook of veterinary physiology.* 4. Auflage. Missouri: Saunders Elsevier, 2007.

Engelhardt, Wolfgang von; Breves, Gerhard (Hg): *Physiologie der Haustiere.* 2., völlig neu bearbeitete Auflage. Stuttgart: Enke Verlag, 2005.

Horst, Renata: *Motorisches Strategietraining und PNF.* 1. Auflage. Stuttgart: Thieme, 2005.

**verglichen mit den aktuellen Vorlesungsunterlagen der Physiologie**